L'AMÉNAGEMENT DU TEMPS DE TRAVAIL À L'HÔPITAL

Dans la même collection

L'ANALYSE FINANCIÈRE À L'HÔPITAL
Alain Grenon, René Drivet

L'AUDIT À L'HÔPITAL
Jean-Marie Fessler, Louis-René Geffroy

LE BUDGET GLOBAL À L'HÔPITAL
Erik Dusart

LA COMMUNICATION DE L'HÔPITAL
Marie-Georges Fayn, Denis Fréchou

LA COMPTABILITÉ DES DÉPENSES ENGAGÉES À L'HÔPITAL
Une nouvelle méthode de gestion
Jean-Marie Fessler, Alain Grenon

LE DOSSIER MÉDICAL : DROIT À L'INFORMATION ET SECRET
Guy Boudet, Michel Hamon, Jean-Marie Séverin

LA DYNAMISATION DES RESSOURCES HUMAINES À L'HÔPITAL
Jean-Olivier Arnaud, Gérard Barsacq

L'ÉVALUATION DES PERFORMANCES DU PERSONNEL À L'HÔPITAL
Hervé Leteurtre avec la collaboration de Jöé-Michel Caveng

GÉRER LES DÉCHETS À L'HÔPITAL
Gilles Lefrand, Didier Marcelin

GÉRER LA QUALITÉ ET LES RISQUES À L'HÔPITAL
Sous la direction de Pierre Anhoury et Gérard Viens

LA GESTION DES ACHATS ET DES STOCKS À L'HÔPITAL
René Faitot, Gérard Viens

LA GESTION HOSPITALIÈRE MÉDICALISÉE
PMSI, Synthèse clinique et infirmière, coût des pathologies traitées, aide à la décision
Pierre Frutiger, Jean-Marie Fessler

LA GESTION PRÉVISIONNELLE DU PERSONNEL HOSPITALIER
Michel Grenon, Christian Queyroux, Philippe Roussel

LES INSTITUTIONS DU GRAND ÂGE ET LEUR GESTION
Elisabeth de Larochelambert

LA SÉCURITÉ À L'HÔPITAL
Roger Le Doussal, Paul Laures-Colonna

Catalogue complet sur demande

GÉRER LA SANTÉ

Sous la direction d'Alain Grenon et Gérard Viens

Philippe Grosjean Marie-José Boutet

en collaboration avec Francine Gaboriau et Alain Jouve

L'AMÉNAGEMENT DU TEMPS DE TRAVAIL À L'HÔPITAL

Guide pratique et méthodologique

Préface d'Anne-Marie Doré

Infirmière générale,
conseiller technique à la Direction des hôpitaux

ESF
éditeur

23, rue Truffaut, 75017 Paris

ISBN 2 7101 1166 7
ISSN 0 757-6692

COLLECTION GÉRER LA SANTÉ

L'impact économique des activités de santé est, depuis plusieurs années, unanimement reconnu. Mais aujourd'hui, les institutions de toute nature qui concourent à la sauvegarde ou à la restauration de la Santé sont confrontées à la crise économique et connaissent désormais des problèmes financiers aigus. Ce nouvel environnement implique donc un effort accru de maîtrise de leur gestion.

Dirigée par Alain Grenon, Directeur des Affaires Économiques de l'Assistance Publique Hôpitaux de Paris et Gérard Viens, Professeur titulaire de la chaire de Santé de l'école supérieure des Sciences économiques et commerciales (ESSEC) et consultant auprès de nombreux organismes hospitaliers, cette collection d'ouvrages essentiellement pratiques, de lecture aisée, a pour but de permettre aux responsables, directeurs et cadres de tous niveaux, d'acquérir et de mettre en œuvre les techniques et outils de gestion qui leur sont devenus indispensables.

Cette approche se fait dans un langage clair et vivant, au moyen d'une démarche pédagogique adaptée, fondée sur de nombreux exemples concrets.

Sommaire

Préface

Cet ouvrage est un bel ouvrage. Un ouvrage d'actualité parce que la gestion du temps est au cœur des réformes qui s'annoncent. Pas un jour, une semaine sans que le temps n'apparaisse comme une des variables fondamentales dans la gestion de toute communauté. Un ouvrage de qualité car il est le résultat du travail d'un groupe de professionnels qui partagent des convictions communes, en particulier une certaine idée du management contractuel indispensable au bon fonctionnement de nos institutions.

En lisant ces pages, on découvre, au-delà des repères juridiques, des enjeux sociaux, économiques et culturels de cette fin de siècle dont l'hôpital porte si bien l'empreinte, le descriptif et la stratégie de mise en œuvre d'une démarche d'aménagement du temps de travail.

La méthode proposée associe étroitement les « consom'acteurs » de soins, « partenaires actifs », « soucieux de la qualité de leur prise en charge » dont les exigences imposeront, à terme, certains grands principes devant rythmer notre vie hospitalière. L'originalité et l'intérêt de cet ouvrage résident dans la description des rôles et « jeux de rôle » des différents acteurs mis en scène dans une telle démarche. Ainsi, l'accent est mis sur le rôle « pivot et moteur » du cadre, dans ses actions d'accompagnement et de mobilisation des équipes, sur l'implication indispensable de la direction et du corps médical et, surtout, sur la capacité des agents eux-mêmes à gérer et à négocier en équipe l'organisation du travail et la gestion de leur temps de travail, en tenant compte des impératifs et des contraintes du service.

Au-delà de la méthodologie, qui en fait un guide pratique indispensable à toute conduite de changement, ce livre porte la marque d'un certain état d'esprit, l'idée qu'un lien existe entre les aspirations sociales et les exigences institutionnelles.

C'est un bel exemple de réponse du professionnel à l'usager, du gestionnaire à l'agent, démarche née de la volonté d'une communauté de travail, bel exemple, car ce sont les personnes les plus directement concernées qui en sont les acteurs et qui tentent de répondre à leurs propres aspirations, qui tentent de concilier l'individuel et le collectif.

Anne-Marie DORÉ

Infirmière générale
Conseiller technique
Direction des hôpitaux
Ministère de la Santé publique
et de l'assurance maladie

Introduction

Le temps est devenu un enjeu économique et social d'une importance capitale. Les évolutions de ces dernières années conduisent les différents partenaires sociaux à le considérer comme un des éléments clés dans la gestion de toute entreprise. L'hôpital n'échappe pas à cette réalité.

Avec des moyens financiers et humains constants, celui-ci doit répondre à une activité et à une demande de soins qui ne cessent d'augmenter, tant d'un point de vue quantitatif que qualitatif, à des modes de prise en charge de plus en plus diversifiés et complexes, tout en maintenant la qualité de ses prestations.

Les expériences en matière d'aménagement du temps de travail, mises en place dans les hôpitaux, illustrent la volonté des acteurs de concilier les aspirations sociales des agents hospitaliers avec la nécessité pour l'institution d'utiliser de façon optimale les moyens dont elle dispose, afin de répondre aux exigences sans cesse renouvelées des consommateurs de soins.

Cependant, la diversité des situations, des formules et des techniques utilisées laisse apparaître une insuffisance dans l'application de la réglementation en vigueur, un défaut d'adaptation au regard de la complexité hospitalière, un manque de rigueur et de permanence dans les démarches nuisant à toute politique de généralisation de l'aménagement du temps de travail.

C'est pourquoi ce livre vise les quatre objectifs suivants :

- comprendre le sens des évolutions que connaissent les hôpitaux en matière d'aménagement du temps de travail ;
- clarifier les raisons et les enjeux qui militent en faveur de l'aménagement du temps de travail ;

– faire le point sur les expériences en cours et en tirer les conséquences ;
– proposer une stratégie de mise en œuvre et une méthodologie adaptées au monde hospitalier pouvant servir de cadre de référence.

Trop souvent, la ou les méthodes utilisées sont extraites de la boîte à outils du « prêt-à-porter » managérial et ne s'appuient pas suffisamment sur le fruit d'expériences pilotes en hôpitaux. Ceci explique, en partie, la volonté des auteurs de faire de cet ouvrage un guide très concret, un manuel opératoire, un *road-book* utilisable sur le terrain. La méthode proposée tout au long de ces chapitres associe étroitement les principaux acteurs de l'hôpital et ne peut se concevoir qu'au travers d'une démarche expérimentale, un mode d'élaboration spécifique au système de production hospitalier.

Chapitre 1

Repères juridiques

D'un point de vue juridique, et mis à part l'abaissement progressif des durées maximales de travail [1], peu de changements fondamentaux étaient intervenus en matière d'aménagement du temps de travail depuis la loi de 1936 instituant l'horaire hebdomadaire collectif de 40 heures.

Du protocole du 17 juillet 1981 à l'ordonnance du 16 janvier 1982

L'arrivée d'un gouvernement socialiste en 1981 relance le débat sur la durée du travail. Le 17 juillet 1981, un protocole interprofessionnel est signé par les différents partenaires sociaux [2].

Il s'agissait d'harmoniser les dispositions législatives et réglementaires avec les nouvelles dispositions contractuelles, puis d'inviter les partenaires

---

1. D'une moyenne annuelle de 2 300 heures par an en 1930 on passe à 1 600 heures environ dans les années 80 par le double effet de la réduction de la durée hebdomadaire du travail et de l'allongement des congés payés.
Cf. l'article de Claude Fontaine : « Évolution de la durée du travail en France » dans le *supplément aux Cahiers Français La flexibilité du travail,* n° 231, mai-juin 1987, La Documentation Française, Paris, 1987.
Cf. l'article de Dominique Meurs : « L'aménagement du temps de travail : évolution du cadre légal » dans le supplément aux *Cahiers Français, La flexibilité du travail* n° 231, mai-juin 1987, La Documentation Française, Paris, 1987.

2. Le protocole du 17 juillet 1981 sur la durée du travail fut signé après trois ans de négociation entre le CNPF, la CGC, la CGT-FO, la CFDT et la CFTC.

sociaux à une négociation au niveau des branches pour établir les conditions dans lesquelles pouvait être modulée, au cours de l'année, la durée légale hebdomadaire. Le principe de la modulation était né.

L'accord portait sur cinq points :

– généralisation de la cinquième semaine de congés payés,
– abaissement de la durée légale à 39 heures,
– création d'un contingent d'heures supplémentaires non soumis à l'autorisation préalable de l'inspection du Travail,
– non-récupération des heures perdues du fait des jours fériés,
– abaissement des durées maximales.

Conformément au protocole, les négociations collectives s'ouvrent dans les branches. Elles n'ont qu'un succès limité car les partenaires sociaux ne peuvent éluder la question de la compensation salariale. Le processus de réduction du temps de travail par voie contractuelle s'enlise. Le gouvernement utilise donc la procédure réglementaire de l'ordonnance sans toutefois abandonner le principe de négociation entre les syndicats et le patronat. À cet effet, la circulaire du 23 février 1982 [3] précise que l'ordonnance du 16 janvier 1982 doit être replacée dans la perspective du développement dans tous les domaines de la négociation conventionnelle dont le gouvernement entend faire un axe essentiel de sa politique. Il convient donc de tenir compte de cette orientation au regard des problèmes liés à la durée du travail et à l'aménagement du temps de travail.

C'est pourquoi l'ordonnance du 16 janvier 1982 marque un tournant dans la relance de la politique d'aménagement du temps de travail.

L'ordonnance du 16 janvier 1982

En effet, bien plus que la remise en cause du principe des 40 heures, plus qu'une diminution de la durée légale du travail à 39 heures, l'ordonnance n° 82-41 du 16 janvier 1982 sur la durée du travail marque le passage d'un droit réglementaire à un droit contractuel, d'un horaire fixé par la loi à un horaire négocié.

Selon Jacques Barthélémy[4], « *la loi du 21 juin 1936 était l'expression souveraine d'un droit du travail à vocation sociale, le salarié devant être*

3. Circulaire du ministre du Travail n°4 du 23 février 1982, relative à la durée du travail et aux congés payés, *J O* du 13 mars 1982.

4. Cf. l'éditorial de Jacques Barthélémy dans le numéro spécial de *Liaisons Sociales* sur « La durée du travail » daté du 7 avril 1988, n° 10192 .

protégé malgré lui en raison du caractère suspect de son consentement lié à son état de subordination. L'ensemble des normes d'organisation des horaires, tant légales que réglementaires, relevait de l'ordre public intangible. L'ordonnance du 16 janvier 1982 est inspirée d'une autre logique qui trouve son fondement dans la nouvelle société du président Chaban-Delmas, dans le rapport Sudreau, puis, et surtout, dans le rapport Auroux. Il s'agit de faire des salariés les acteurs du changement par le contrat. L'accord collectif, où l'équilibre des pouvoirs est garanti, peut désormais déroger à la loi, au règlement. »

C'est un des principes actifs de l'ordonnance du 16 janvier 1982 que de favoriser le développement de la négociation collective en incitant l'ensemble des partenaires sociaux à négocier au niveau de l'entreprise ou de la branche. Cette priorité à la voie contractuelle ne sera pas remise en cause dans les textes et les projets ultérieurs.

Ainsi, le dispositif de l'ordonnance du 16 janvier 1982 détermine un cadre général et fixe les limites à l'intérieur desquelles la négociation entre les partenaires sociaux s'engagera.

Les principaux changements apportés par l'ordonnance du 16 janvier 1982 sont très proches des points du protocole d'accord cité précédemment. Les dispositions portent d'une part, sur la réduction du temps de travail, d'autre part, sur des possibilités accrues en matière d'aménagement du temps de travail.

Les dispositions relatives à la réduction du temps de travail :

- abaissement de la durée hebdomadaire légale à 39 heures,
- abaissement des durées maximales à 46 heures sur 12 semaines et à 48 heures sur une semaine,
- non-récupération des jours fériés,
- cinquième semaine de congés payés,
- réduction à 35 heures de la durée hebdomadaire moyenne de travail en équipes successives selon un cycle continu (7 jours sur 7, 24 heures sur 24).

Les dispositions en matière d'aménagement du temps de travail :

– création d'un contingent annuel d'heures supplémentaires (130 heures) non soumis à l'autorisation préalable de l'inspection du Travail.

Préalablement, toute heure supplémentaire était subordonnée à l'autorisation de l'inspecteur du travail, la non-réponse de celui-ci dans les 15 jours valant consentement ;

– possibilité de moduler la durée hebdomadaire par accord d'entreprise ou d'établissement sans toutefois dépasser la moyenne de 39 heures pour la semaine et 10 heures par jour.

La modulation peut se faire sur des périodes plus longues. En sortant du cadre de la semaine, il est possible de raisonner sur des cycles plurihebdomadaires ;

– dérogation à la règle du repos dominical (compensée par une majoration d'au mois 50 % par rapport au salaire horaire normal) dans certains établissements industriels.

Des équipes de *suppléance* de fin de semaine peuvent être mises en place et sont soumises à la conclusion d'un accord d'entreprise ou d'établissement ou à l'autorisation de l'inspecteur du travail, donnée après consultation des délégués syndicaux et avis du comité d'entreprise ou des délégués du personnel ; la durée journalière du travail des salariés des équipes de suppléance de fin de semaine peut atteindre 12 heures lorsque la durée de la période de recours à ces équipes n'excède pas 48 heures consécutives [5] ;

– possibilité de déroger à l'horaire collectif et de mettre en place des horaires individualisés si le report d'une semaine sur l'autre ne dépasse pas 3 heures et le total cumulé 10 heures.

Ces changements marquent une volonté évidente de mettre en œuvre une politique de modulation des horaires dans l'entreprise. Avec la loi des 40 heures, le concept de la semaine rythmait l'organisation du travail. Avec la possibilité de déroger aux normes réglementaires, *via* une autonomie collective de décision, le module hebdomadaire n'est plus qu'un étalon de mesure.

La place donnée par l'ordonnance du 16 janvier 1982 à la négociation de branche et celle d'entreprise, en matière de durée et d'aménagement du temps de travail, permettra les développements que nous connaissons aujourd'hui.

La loi du 28 février 1986 [6] puis, la loi du 19 juin 1987 [7] confirmeront les orientations de 1982, le débat se déplaçant sur les contreparties imposées aux modulations des horaires.

---

5. Cf art.L. 221-5-1 du *Code du travail* et les précisions apportées par la circulaire ministérielle n°1 du 30 juin 1987 sur l'application des dispositions de la loi n° 87-423 du 19 juin 1987 relative à la durée et à l'aménagement du temps de travail. *J O* du 20 juin 1987.

6. Loi n° 86-280 du 28 février 1986 modifiant le *Code du travail* et relative à la négociation collective sur l'aménagement du temps de travail.

7. Loi n° 87-423 du 19 juin 1987 relative à la durée du travail et à l'aménagement du temps de travail.

La loi du 28 février 1986

La loi Delebarre rompt avec un principe essentiel jusqu'alors en vigueur. Sauf dispositions conventionnelles différentes, toute heure au-delà de la durée hebdomadaire légale était une heure supplémentaire soumise à majoration financière et donnait lieu éventuellement à un repos compensateur ; selon la circulaire ministérielle n° 4 du 23 février 1982, les heures effectuées au-dessus de 39 heures, dans le cadre d'un accord de modulation, devaient être majorées en tant qu'heures supplémentaires mais n'étaient pas imputées sur le contingent annuel d'heures supplémentaires libres. Avec les dispositions relatives à la loi du 28 février 1986, le décompte ne se fait plus sur la semaine mais sur l'année, les périodes de basse activité compensant les périodes de haute activité. Les avantages concédés au patronat par le biais des économies ainsi faites sur le paiement des heures supplémentaires étant compensés par une réduction du temps de travail et par une diminution du contingent annuel d'heures supplémentaires libres (80 au lieu de 130). Ainsi, la durée hebdomadaire de travail pouvait être de 41 heures pour une moyenne hebdomadaire annuelle de 38 heures, de 44 heures dans sa limite supérieure pour une moyenne hebdomadaire annuelle de 37 heures 30.

Enfin, devant le nombre croissant d'accords illégaux, et pour garantir la protection des salariés, la loi impose que la modulation soit négociée par les partenaires sociaux au niveau de la branche professionnelle. Le cadre de l'entreprise étant trop étroit, il ne peut donc y avoir accord d'entreprise que si un accord de branche est préalablement conclu. C'est un recul par rapport aux dispositions de 1982 qui se justifie pour les raisons soulignées ci-dessus. Toutefois, et au-delà de ces restrictions en matière de négociation, le législateur pose de façon définitive le principe de l'annualisation du temps de travail en affirmant que la convention ou l'accord collectif étendu peut prévoir que le paiement des heures supplémentaires et le repos compensateur ne sont pas dus. Ainsi, le principe de la modulation apparaît dans sa véritable dimension puisqu'il remet en cause la référence obligatoire à la semaine pour l'appréciation des majorations au-delà de la durée légale.

La loi du 19 juin 1987

Le législateur, par la loi du 19 juin 1987, consacre et banalise l'annualisation du temps de travail en assouplissant considérablement le dispositif mis en œuvre sous la précédente législature, tant au niveau des règles de mise en place que des contreparties. La loi entend promouvoir l'aménagement du temps de travail comme un élément déterminant pour améliorer la productivité et l'adaptation de l'entreprise aux contraintes de son environnement. Afin d'en faire un instrument de lutte efficace contre le chômage, la volonté du législateur est d'alléger les contraintes administratives et financières des entreprises en matière d'aménagement du temps de travail [8].

Les modifications essentielles de la loi Seguin par rapport à celle de 1986 portent sur :

- Les accords en matière d'aménagement du temps de travail qui peuvent être conclus, non seulement au niveau de la branche, mais aussi au niveau de l'entreprise ou de l'établissement.
- La modulation qui n'est plus liée, comme nous l'avons vu précédemment, à une obligation de réduction du temps de travail. Les partenaires sociaux décident des modalités d'application et des contreparties. L'amplitude maximale de la modulation est fixée à 44 heures.
- La possibilité élargie de recourir au travail en continu, pour des raisons d'ordre économique et non plus pour de seules raisons techniques, par convention ou accord de branche étendue.
- L'autorisation du travail de nuit des femmes à la double condition d'un accord de branche et d'un accord d'entreprise prévoyant cette dérogation.

Ainsi, née avec le protocole d'accord du 17 juillet 1981, la modulation de la durée légale du travail, après l'ordonnance du 16 janvier 1982 et la loi du 28 février 1986, trouve son plein épanouissement avec la loi du 19 juin 1987 qui consacre et banalise l'annualisation du temps de travail. Selon la circulaire ministérielle n°1 du 30 juin 1987, la modulation est la possibilité de faire varier la durée hebdomadaire du travail sur tout ou partie de l'année à condition que sur un an cette durée n'excède pas, en moyenne, 39 heures par semaine travaillée. La modulation a pour objet de permettre aux entreprises d'être plus flexibles afin de faire face aux fluctuations d'activités saisonnières ou conjoncturelles. Les cycles plurihebdomadaires sont légalisés et dépendent du règlement et de la convention étendue.

---

8. Circulaire ministérielle n°1 du 30 juin 1987 sur l'application des dispositions de la loi n° 87-423 du 19 juin 1987 relative à la durée et à l'aménagement du temps de travail, *J O* du 20 juin 1987.

La réglementation nouvelle, affinée par les textes de 1986 et de 1987, concilie la protection des salariés avec le souci d'amélioration de la productivité. L'ensemble des techniques liées à la dérogation permet l'application de normes mieux adaptées aux problèmes liés à l'organisation du travail, à la rentabilisation des équipements, aux fluctuations de l'activité. Les législateurs respectifs, au-delà de leurs intentions politiques, n'ont pas pu ignorer la nécessité de donner plus de souplesse aux entreprises afin de les rendre plus compétitives au regard du contexte économique et des évolutions politiques à venir. La contrepartie sociale reste liée à l'abaissement de la durée effective du travail. La dimension contractuelle, par le biais de la négociation collective, permet d'affirmer la cohérence de principe entre l'économique et le social.

Ainsi, l'ensemble des textes régissant la durée et l'aménagement du temps de travail se borne essentiellement à définir un cadre général. Les législateurs respectifs accordent une large place à la négociation, en se gardant d'imposer aux partenaires sociaux un cadre unique et obligatoire de négociation.

Les passions et les débats accompagnent généralement les modifications de la législation dans ce domaine. L'aménagement du temps de travail est au cœur de l'actualité à la fin de l'année 1993. En effet, dès le 3 août 1993, le président du Conseil économique et social, Jean Matteoli, remettait le rapport de sa commission chargée, à l'invitation d'Edouard Balladur et de son ministre du Travail, Michel Giraud, de recenser les phénomènes de toute nature qui vont à l'encontre des créations d'emplois et de proposer des remèdes [9].

Dans le catalogue des quarante mesures avancées par les experts, un certain nombre visait à améliorer la flexibilité des horaires de travail. Indépendamment, et suite aux polémiques liées à l'ouverture dominicale du magasin Virgin[10], Michel Giraud précisait le mercredi 4 août, que la question difficile et controversée du repos dominical serait abordée lors de l'examen par le parlement de la loi quinquennale pour l'emploi.

En liant la question de l'ouverture du dimanche [11] au débat sur la loi-cadre quinquennale sur l'emploi, Michel Giraud s'engageait donc à ouvrir une nouvelle discussion de fond en matière d'aménagement du temps de travail. En septembre, les partenaires sociaux se réunissaient à Matignon pour poursuivre la concertation préalablement engagée avec le ministre du Travail sur le projet de loi quinquennale en faveur de l'emploi. Fortement contestée par les organisations

---

9. Selon les termes de la lettre adressée le 10 mai 1993 par Edouard Balladur au président du Conseil économique et social.

10. Le « Megastore » Virgin des Champs-Elysées crée l'événement en restant ouvert le dimanche 8 août 1993 malgré une astreinte de 4 millions de francs, relançant ainsi la polémique sur l'ouverture des grands magasins le dimanche.

11. À ce sujet, il faut noter le décret du 6 août 1992, pris à l'initiative de Martine Aubry, alors ministre du Travail, permettant aux préfets d'adapter les rigueurs de la loi aux spécificités locales.

syndicales, l'annualisation du temps de travail a fait l'objet d'un traitement particulier puisqu'il est désormais acquis qu'il n'y aura pas d'annualisation sans négociations et sans contrepartie en réduction du temps de travail ou en formation. En fait, le Premier ministre, tout en recommandant le principe de l'annualisation, a renvoyé aux partenaires sociaux le soin de définir, de l'interprofessionnel, de la branche, de l'entreprise ou de l'établissement, *le cadre le plus adapté pour choisir les dispositions les meilleures*. Sur le travail du dimanche, la formule adoptée laisse de la même façon la porte ouverte puisque Monsieur Balladur indiquait qu'il n'avait *aucune volonté de bouleverser la loi de 1906* mais qu'il fallait que des *adaptations aux réalités nouvelles* soient introduites afin que des dérogations soient accordées pour les zones d'activité touristiques et pour des activités de services destinées aux personnes.

Le mardi 5 octobre 1993, l'Assemblée nationale adoptait en première lecture, par 468 voix (RPR-UDF) contre 88 (PS-PC) selon la procédure de vote personnel, le projet de loi quinquennale pour l'emploi présenté par Michel Giraud, dont l'examen s'était achevé le 3 octobre 1993. Ce projet, révélé à la fin du mois d'août 1993, dans sa forme initiale ne présentait aucune mesure en faveur de la réduction du temps de travail. C'est l'initiative de Jean-Yves Chamard, député RPR de Vienne, qui relançait les discussions en proposant, lors du débat devant l'Assemblée nationale, d'expérimenter le principe de la semaine de quatre jours. Les idées contenues dans l'amendement « Chamard », mis en minorité à l'Assemblée nationale, furent reprises au Sénat par Gérard Larcher (RPR,Yvelines). Au-delà des polémiques et des débats agités autour du thème des 32 heures, son amendement, adopté par la Commission des affaires sociales, a reçu l'aval de Michel Giraud, le ministre du Travail. Il prévoit qu'à titre expérimental, la semaine de 32 heures puisse être instituée dans certaines entreprises, avec une réduction de salaire d'environ 7 % compensée par une aide de l'État aux employeurs sous forme d'abattement des cotisations sociales, dégressives sur trois ans. Ces propositions sont loin de faire l'unanimité mais elles offrent l'occasion de confronter les points de vue sur le principe de la réduction du temps de travail. En ce qui concerne l'annualisation, la commission des Affaires sociales considère que des accords d'annualisation du temps de travail doivent pouvoir être passés dans les entreprises qui ne disposent pas de délégués syndicaux, sur avis conforme du comité d'entreprise ou des délégués du personnel.

L'examen du texte sur la loi Giraud débutait le mardi 2 novembre devant la Haute Assemblée. Ainsi, après les députés, les sénateurs ont à leur tour débattu, non seulement du principe de la réduction du temps de travail et, au-delà, des questions afférentes au partage du travail, du principe de l'annualisation, mais aussi comme nous l'indiquions précédemment du texte qui complète la loi de 1906 et qui prévoit de nouvelles dérogations au principe du repos dominical dans *les zones touristiques d'affluence exceptionnelle ou d'animation culturelle permanente*. Des dérogations valables si ces commerces *mettent à la disposition du public des biens et des services destinés à faciliter son accueil ou ses activités de détente ou de loisir d'ordre sportif, récréatif ou culturel.*

À une courte majorité (147 voix contre 138), les sénateurs ont adopté le lundi 8 novembre 1993, après les avoir modifiés par 134 amendements, les articles 23 à 35 du projet de loi quinquennale sur l'emploi adopté le 5 octobre par l'Assemblée nationale. Les principales mesures approuvées par les sénateurs portent sur le principe de l'annualisation négociée du temps de travail assortie d'une réduction de la durée collective de ce temps de travail, la suppression totale ou partielle des heures supplémentaires par un repos compensateur, le développement du temps partiel en rendant possible son annualisation, l'augmentation du nombre des dérogations dominicales susceptibles d'être accordées selon des critères et des modalités définis par voie réglementaire pour l'ouverture des commerces le dimanche, des dispositions relatives à la formation et à l'insertion professionnelle.

Même s'il était peu probable que les sénateurs bouleversent ce qui avait été adopté en première lecture par l'Assemblée nationale, les débats nombreux, vifs et passionnés annoncent que les mois et les années à venir devraient, pour le lecteur attentif, être riches en rebondissements pour le sujet qui nous occupe tant, répétons-le, l'ensemble de ces dispositions est loin de faire l'unanimité.

L'annualisation et la modulation du temps de travail à l'hôpital

L'ensemble des évolutions décrites précédemment, en matière de durée du travail et d'aménagement du temps de travail, n'est pas sans conséquence au regard de la législation et des pratiques hospitalières.

D'un point de vue juridique, la période de référence à l'hôpital public reste la semaine, même si dans la pratique cette référence est dépassée depuis longtemps dans de nombreux services. Théoriquement, toute heure travaillée au-delà des 39 heures hebdomadaires donne lieu au paiement d'heures supplémentaires ou à récupération.

Il existe encore des différences entre le secteur public et le secteur privé puisque, pour les établissements privés, le *Code du travail*, nous l'avons vu, abandonne la référence hebdomadaire au profit de la référence annuelle mieux adaptée aux variations de l'activité. Si, dans le secteur public, la situation juridique paraissait quelque peu bloquée en 1986 [12], des évolutions notables sont

12. Cf. l'article de Christine Girier-Desportes : « L'annualisation et la modulation du temps de travail » dans *Gestions Hospitalières,* n° 275, avril 1988.

apparues ces dernières années au regard des textes et des préconisations régissant la durée hebdomadaire du travail et l'aménagement du temps de travail dans les établissements visés à l'article L. 792 du *Code de la santé publique*.

L'ordonnance 82-272 du 26 mars 1982, relative à la durée hebdomadaire du travail, impose une durée hebdomadaire de travail effectif de 39 heures et ne prévoit pas de possibilité de réduction du temps de travail par rapport à cette norme. Les heures de travail effectuées au-delà des 39 heures sont des heures supplémentaires et donnent lieu à une récupération d'égale durée ou à rémunération. Le nombre d'heures autorisées est de 20 heures par mois au maximum.

La circulaire 4/DH/8D du 5 mars 1982 est plus souple et indique que dans les services nécessitant une présence continue, la durée du travail de 39 heures doit être considérée comme une durée moyenne calculée sur un cycle qui, de façon générale, ne doit pas être supérieur à 8 semaines.

L'article 116 de la loi n° 86-33 du 9 janvier 1986, portant dispositions relatives à la fonction publique hospitalière, prévoyait que le nombre d'heures de service pris en compte pour déterminer les droits des intéressés pouvait être fixé par semaine ou par année pour tenir compte des variations saisonnières, l'application de cette disposition étant subordonnée à la parution d'un décret en Conseil d'État.

L'ensemble des mesures réglementaires des différents protocoles [13] signés ces dernières années et l'impact de la loi du 31 juillet 1991 ont quelque peu modifié les données décrites précédemment.

En effet, la loi n° 91-748 du 31 juillet 1991 portant réforme hospitalière [14] modifie le titre IV du statut général des fonctionnaires issu de la loi n° 86-33 du 9 janvier 1986, portant dispositions relatives à la fonction publique hospitalière, et l'article 7 de l'ordonnance n° 82-272 du 26 mars relative à la durée hebdomadaire du travail dans les établissements sanitaires et sociaux mentionnés à l'article L. 792 du Code de la santé publique.

Cet article important pour le sujet qui nous occupe est ainsi rédigé :

L'aménagement et la répétition des horaires de travail sont fixés, après avis du comité technique d'établissement ou du comité technique paritaire, par le règlement intérieur de chaque établissement, compte tenu de la nécessité d'assurer la continuité des soins les dimanches, les jours fériés ou pendant la nuit. Dans ce dernier cas, il peut être dérogé, selon la même procédure, aux horaires de travail.

---

13. Citons pour mémoire les protocoles Evin du 20 octobre 1988, Durafour du 9 février 1990, Durieux du 15 novembre 1991.

14. Sous le titre III relatif aux dispositions diverses et transitoires (art. 22).

Il est également possible d'aménager dans les mêmes conditions, compte tenu de l'intérêt du service, la possibilité de pratiquer des horaires variables.

Un décret en Conseil d'État fixe les conditions d'application du présent article.

De même, les mesures réglementaires issues des différents protocoles signés par les législateurs respectifs, suite aux mouvements infirmiers de 1988 et de 1991, constituent des avancées considérables pour les agents hospitaliers et plus particulièrement pour les personnels soignants.

Au-delà du protocole Evin d'octobre 1988 qui portait sur la rémunération, les conditions de travail et la formation, au-delà de l'accord salarial de février 1989 puis du protocole Durafour qui abordait les rémunérations et la requalification des emplois, c'est le protocole d'accord du 15 novembre 1991 [15] qui engage véritablement les partenaires sociaux à mener une réflexion décentralisée sur l'organisation du travail dans chaque hôpital.

L'accord oblige, d'une part, les hôpitaux à réduire, d'ici à fin 1993, le temps de travail de nuit des soignants à 35 heures (protocole n° 1) et dégage, d'autre part, une enveloppe de 150 millions de francs destinés à l'amélioration des conditions de travail (protocole n° 3), le protocole n° 2 portant sur les rémunérations des cadres.

Les questions afférentes à l'aménagement du temps de travail prennent une dimension particulière et sont au cœur des débats sur l'amélioration des conditions de travail. Dans la circulaire DH/FH1/91 n° 69 du 23 décembre 1991, relative à l'application de l'accord national sur l'amélioration des conditions de travail, le ministre délégué à la Santé précise à ce sujet que la gestion des horaires, lorsqu'elle ne satisfait pas les agents, amplifie la pénibilité des situations de travail par les difficultés qu'elle provoque dans la vie hors travail. Il est donc indispensable de s'attacher à diminuer la pénibilité du travail, à répartir la charge de travail, à faire évoluer les relations humaines dans le travail, et à rendre les personnels hospitaliers partie prenante de l'organisation du travail. Après avoir précisé que l'organisation et les conditions de travail variaient d'un établissement à l'autre et même d'un service à l'autre, le ministre de l'époque ajoutait qu'aucune mesure nationale ne pouvait résoudre la difficultés de ces situations, car elles nécessitent une participation de l'ensemble des acteurs hospitaliers à la définition de nouveaux modes de communication et d'organisation du travail.

C'est avec cette volonté de faciliter les adaptations locales qu'a été conclu l'accord national sur l'amélioration des conditions de travail.

---

15. Accords signés le 15 novembre 1991 par Claude Durieux, ministre de la Santé, avec quatre organisations syndicales (SNCH, CFDT, CFTC, CFE-CGC).

La circulaire DH/FH1/94 n° 9 du 8 février 1994 [16], relative à l'application de l'accord national sur la réduction du temps de travail de nuit, rappelle les dispositions relatives à ces accords et l'engagement du gouvernement à les faire appliquer. Simone Veil attache une importance particulière à ce que l'application de la disposition permettant aux agents travaillant exclusivement de nuit d'effectuer un temps de travail de 35 heures, soit effective. Afin d'accélérer la mise en œuvre de cette disposition et pour avoir une référence commune sur la durée du travail à l'hôpital, il conviendra d'appuyer la dynamique du changement sur la réalité de l'organisation et le contenu du travail ; une meilleure organisation, notamment en matière d'horaires et de temps de travail, devant favoriser la réduction du temps de travail de nuit.

Ainsi, la circulaire invite les responsables hospitaliers à accentuer l'effort pour parvenir à atteindre l'objectif d'une durée de travail de 35 heures, pour le personnel de nuit, en s'appuyant sur le dispositif d'accompagnement expérimenté dans le cadre du protocole sur l'amélioration des conditions de travail et en retenant le principe d'une procédure contractuelle.

Au-delà de ces quelques repères juridiques, on se rend compte, à observer le fonctionnement des services hospitaliers depuis quelques années, que la pratique hospitalière a toujours été en avance sur le droit. Dans la quasi-totalité des services ne travaillant pas en continu, les agents travaillent 40 heures par semaine et récupèrent la quarantième heure selon des modalités très diverses. Dans les services fonctionnant 24 heures sur 24, 7 jours sur 7, les dérogations au cadre des 39 heures hebdomadaires sont nombreuses. Dans la majorité des services organisés en trois équipes de 8 heures par jour, les roulements prévoient un jour de repos fixe par semaine et un week-end sur deux. Ainsi le rythme de travail s'organise autour d'une grande et d'une petite semaine, respectivement de 56 heures pour 7 jours consécutifs et de 24 heures pour 3 jours consécutifs. Dans certains services, la grande semaine peut même durer 8 jours consécutifs. Dans de nombreux services de soins intensifs le travail s'organise autour de deux équipes de 12 heures. De même la tendance générale des établissements est d'allonger la durée « journalière » du travail de nuit pour diminuer le nombre de nuits et rendre cette équipe plus attractive pour les agents. Enfin, et bien que cette possibilité n'ait pas été prévue par les textes applicables à l'hôpital public, de nombreux services ont introduit le temps choisi sous la forme d'horaires variables avec la possibilité de débiter ou de créditer un certain nombre d'heures au-delà ou en deçà des 39 heures légales.

On le voit, un processus d'aménagement du temps de travail est en cours. La référence à la semaine semble donc largement dépassée au profit de cycles de travail mieux adaptés aux nécessités et aux contraintes hospitalières. Au-delà de leurs appartenances politiques, les législateurs respectifs ont tenté d'assouplir

---

16. Circulaire DH/FH1/94 n° 9 du 8 février 1994 relative à l'application de l'accord national sur la réduction du temps de travail de nuit.

le principe de la référence hebdomadaire. Le principe de modulation, appliqué aux caractéristiques hospitalières, permettrait sans doute dans le contexte actuel d'apporter une flexibilité supplémentaire à des entreprises qui en ont besoin. La modulation nécessite la mise en place de règles du jeu très précises, notamment en matière de changement d'horaires, mais aussi des contreparties sociales significatives en matière de formation, d'aménagement, voire de réduction du temps de travail sur l'année.

L'ensemble des mesures prises dans ce sens doit être lié à la volonté d'améliorer les conditions de travail des agents hospitaliers et à celle de pratiquer une véritable modulation, en adaptant le temps de présence des agents aux fluctuations de l'activité hospitalière. Loin de s'opposer, ces deux objectifs peuvent et doivent permettre de trouver des réponses adaptées aux spécificités de chaque établissement, de chaque service, de chaque unité afin d'améliorer la qualité du service rendu.

Les textes de bases relatifs à l'organisation du temps de travail

Au regard du cadre général

– Loi du 21 juin 1936 instituant l'horaire hebdomadaire collectif de 40 heures.

– L'ordonnance n° 82-41 du 16 janvier 1982 sur la durée du travail et la circulaire du ministre du Travail n°4 du 23 février 1982, relative à la durée du travail et aux congés payés, *JO* du 13 mars 1982.

– Loi n° 86-280 du 28 février 1986 modifiant le Code du travail et relative à la négociation collective sur l'aménagement du temps de travail.

– Loi n° 87-423 du 19 juin 1987 relative à la durée du travail et à l'aménagement du temps de travail.

– Circulaire ministérielle n°1 du 30 juin 1987 sur l'application des dispositions de la loi n° 87-423 du 19 juin 1987 relative à la durée et à l'aménagement du temps de travail, *JO* du 20 juin 1987.

Au regard du contexte hospitalier

– Circulaire n° 815/8/D du 31 décembre 1981 relative à la durée du travail dans les établissements d'hospitalisation publics.

– L'ordonnance n° 82-272 du 26 mars 1982 relative à la durée hebdomadaire du travail dans les établissements sanitaires et sociaux mentionnés à l'article L. 792 du Code de la santé publique, *JO* du 28 mars 1982.

– Décret n° 82-870 du 6 octobre 1982 relatif à l'organisation du travail dans les établissements mentionnés à l'article L. 792 du Code de la santé publique, *JO* du 13 octobre 1982.

– Circulaire n° 4/DH/8D du 5 mars 1982 relative à la durée hebdomadaire du travail et au régime des congés annuels dans les établissements d'hospitalisation publics, *BOSP* 82/14.

– Loi n° 86-33 du 9 janvier 1986 portant dispositions relatives à la Fonction publique hospitalière.

– Loi n° 91-748 du 31 juillet 1991 portant réforme hospitalière.

– Les protocoles Evin du 20 octobre 1988, Durafour du 9 février 1990, Durieux du 15 novembre 1991.

– Circulaire DH/FH1/91 n° 69 du 23 décembre 1991 relative à l'application de l'accord national sur l'amélioration des conditions de travail.

– Circulaire DH/FH1/94 n° 9 du 8 février 1994 relative à l'application de l'accord national sur la réduction du temps de travail de nuit.

Chapitre 2

Les évolutions qui militent en faveur de l'aménagement du temps de travail à l'hôpital

Si de nombreuses expériences en matière d'aménagement du temps de travail ont pu naître et se développer dans les hôpitaux, c'est parce que l'ensemble des acteurs impliqués dans ces démarches ont su tirer parti des opportunités que leur offrait l'environnement.

Celui-ci, et c'est une évidence que de le rappeler, bouge de tous côtés, dans ses composantes juridiques et politiques, nous l'avons vu précédemment, mais aussi sociologiques, économiques et organisationnelles. L'ensemble de ces mutations et la capacité des protagonistes à s'adapter à ces évolutions ont permis le développement de formules originales en matière d'organisation et d'aménagement du temps de travail[1].

Il convient donc, et ce sera l'objet de ce chapitre, d'analyser les tendances qui ont depuis quelques années milité en faveur de l'aménagement du temps de travail.

Une autonomie relative au regard du politique et du juridique

Pendant près de cinquante ans, nous l'avons dit, le temps de travail dans l'entreprise s'organisait autour de deux concepts essentiels : la durée hebdomadaire et l'horaire collectif. L'ordonnance de 1982 et les applications qui en ont

1. Cf. le dossier : « L'aménagement du temps de travail, la réponse de l'expérience », sous la responsabilité de Jean Noharet, réalisé par *Entreprise & Personnel*, Institut d'études et de développement, Paris, 1986.

été faites dans un premier temps, puis les réformes législatives de ces dernières années ont fait sauter un certain nombre de verrous qui limitaient les expériences en matière d'aménagement du temps de travail.

De plus, et comme nous l'avons déjà souligné, la pratique a toujours été en avance sur le droit en matière d'organisation et d'aménagement du temps de travail. Les expériences menées ici ou là se sont souvent développées en dehors du cadre législatif et réglementaire légal grâce au principe bien connu de l'a-légalité. Autrement dit, ce qui n'est pas dans la loi n'est pas forcément illégal et doit être interprété en fonction de l'évolution des mœurs, des us et des habitudes, en un mot des pratiques sociales.

C'est ainsi que des formules originales en matière d'organisation et d'aménagement du temps de travail ont pu naître en faisant la preuve de leur efficacité.

Tous ces éléments expliquent la relative autonomie des acteurs engagés dans de telles démarches à l'égard de l'environnement politique et juridique.

Ajoutés au fait que les passions et les débats alimentent généralement toute modification substantielle dans ce domaine, on comprend pourquoi les législateurs respectifs, et pour des raisons que l'on imagine aisément, aient toujours préféré accorder une large place à la négociation en se gardant, nous l'avons vu, d'imposer aux partenaires sociaux un cadre unique et obligatoire de négociation. Ainsi de multiples expériences ont pu être menées sans susciter d'oppositions formelles de la part des services compétents en la matière, parce que les entreprises engagées dans de telles démarches respectaient les principes élémentaires liés à ce type de changement, à savoir des principes d'information, de consultation et de concertation avec les acteurs concernés et les instances de représentation du personnel.

Un environnement économique de plus en plus contraignant

L'environnement économique est de plus en plus contraignant et oblige l'entreprise hospitalière à rechercher les formules adéquates afin d'utiliser de façon optimale les moyens et les ressources dont elle dispose. Le temps est une ressource. C'est aussi une des variables sur laquelle l'entreprise contemporaine peut agir afin d'optimiser sa production et sa rentabilité. L'hôpital est une entreprise d'un type particulier au fonctionnement complexe, mais il ne peut faire l'économie d'un certain nombre de réflexions qui militent pour de nouvelles formes d'organisation et d'aménagement du temps de travail.

La première série de réflexions concerne la nécessaire augmentation de la rentabilité des investissements et des équipements. Augmenter la rentabilité des équipements, c'est augmenter la durée d'utilisation des installations. La préoccupation de l'entreprise hospitalière doit être d'amortir le plus rapidement possible ses équipements qui sont de plus en plus coûteux et dont la durée de vie est de plus en plus courte puisqu'ils sont liés au progrès technique. Augmenter la durée d'utilisation des installations c'est s'orienter vers des formules de travail plus souples en matière d'aménagement auxquelles l'hôpital s'est accoutumé depuis fort longtemps : travail le week-end, équipes complémentaires…

La deuxième série de réflexions concerne la nécessaire augmentation de la durée d'amplitude du service afin d'améliorer la qualité du service rendu à la clientèle. Les missions afférentes au service public nécessitent déjà la mise en pratique d'un principe de continuité en matière d'accueil et de prise en charge : horaires décalés, 3 x 8, services d'urgence…

Enfin, il devient indispensable d'améliorer l'ajustement entre la production de soins et de services et la demande des consommateurs, en tenant compte des phénomènes de variations d'activités et de saisonnalité. Autant d'éléments qui militent pour les systèmes de modulation dont nous avons déjà parlé.

Ces préoccupations alimentent quotidiennement la réflexion des responsables hospitaliers qui, depuis quelques années, ont su transformer ces contraintes non exhaustives en opportunités afin de mettre en place de nouvelles formes d'aménagement du temps de travail.

Une adaptation nécessaire face aux mutations techniques

Si l'hôpital veut répondre aux exigences qui lui sont imposées, il devra comme toute autre entreprise répondre aux défis des nouvelles technologies. Ces changements techniques, quelles que soient leurs formes, obligent l'hôpital à devenir plus flexible et donc à rechercher des formes d'organisation du travail et d'aménagement du temps de travail beaucoup plus souples. Aucun service hospitalier ne fonctionne et ne ressemble à un autre service hospitalier. En fonction des missions, des spécificités, des contraintes, de sa place dans le processus de production de soins, chaque service sera amené à négocier son mode d'organisation en tenant compte de ces éléments. La flexibilité impose la multiplication des formes d'organisation et d'aménagement des horaires[2]. La gestion

2. Cf. l'article de D.L : « La nouvelle organisation du travail », *Le Figaro* du lundi 30 août 1993.

sociale et économique de ces différentes formes ne se fait pas sans difficultés pour l'ensemble des responsables hospitaliers qui doivent gérer de façon efficace une organisation déjà fort complexe qui devient, pour les raisons évoquées précédemment, une « multi-organisation ». Ainsi, et parce que l'accélération des nouvelles technologies l'oblige, il devient obligatoire de rendre l'entreprise plus flexible par des modes d'organisation et d'aménagement du temps de travail plus souples et mieux adaptés aux nouvelles donnes du marché.

Des syndicats divisés sur la question

Les organisations syndicales développent, depuis de longues années, des stratégies non convergentes en matière d'aménagement du temps de travail. Il existe également des différences significatives entre le discours officiel des grandes centrales et les prises de positions des responsables locaux au niveau d'une entreprise, d'un atelier, d'un service ou d'une unité. Les instances représentatives sont parfois obligées de suivre le terrain qui manifeste beaucoup d'intérêt pour la mise en œuvre d'expériences en matière d'aménagement du temps de travail. Ces quelques raisons laissent aux protagonistes des marges de manœuvre et de négociation non négligeables qui permettent d'expérimenter un certain nombre de formules très diversifiées.

Un contexte international en ébullition et une révolution culturelle qui s'annonce

Ces deux phénomènes sont liés et sont en grande partie à l'origine de la multiplication des expériences d'aménagement du temps de travail à l'hôpital depuis une dizaine d'années. Ils tiennent à la fois au contexte international et à l'environnement sociétal.

Premier constat : les expériences en matière de réduction du travail et d'aménagement du temps de travail se multiplient dans les entreprises en Europe[3]. Certes, le débat sur la réduction du temps de travail ne date pas d'hier, mais l'actualité de ces derniers mois a relancé les questions afférentes au partage du travail. Les expériences sont bien trop nombreuses et diversifiées pour

---

3. Cf. l'ensemble des articles parus à ce sujet dans *Libération*, n° 3874 du jeudi 4 novembre 1993.

être décrites ici de façon concrète, mais quand la France s'interroge sur la semaine des 32 heures, l'Allemagne teste de nouveaux modèles. Le temps de la croissance étant révolu, le gouvernement et les industriels allemands multiplient les propositions pour réduire le temps de travail. Le nouveau modèle de Volkswagen proposé en novembre 1993 est en soi un symbole et les propositions de la grande firme amèneront d'autres propositions[4].

Au-delà des débats, nombreux et passionnés, suscités par ce type de propositions, sur les dangers de la création d'une économie parallèle, sur la complexité des solutions à mettre en œuvre, sur le fait que les aménagements n'empêchent pas les licenciements, dont l'analyse ne fait pas l'objet de ce livre, il convient de comprendre que l'ensemble des interrogations sur le temps et l'aménagement du temps de travail est sans doute l'amorce d'une véritable remise en cause du modèle de société. Le système hospitalier, dont l'organisation du travail et les horaires du personnel se sont souvent inspirés de la logique et du modèle industriel (travail posté, travail en série...), doit prendre la mesure de ces expériences et favoriser la réflexion à ce sujet.

Deuxième constat : si les comportements nationaux continuent à être prédominants, il faut admettre que certains groupes d'individus de différents pays ont déjà tendance à se rapprocher dans leur façon de consommer certains produits sur certains marchés, dans leur façon de penser, de construire et d'organiser leur environnement, sur leur façon de répondre à un certain nombre de préoccupations. Cette tendance devrait s'amplifier avec l'explosion des moyens de communication et sous la pression de l'ouverture des frontières. Le temps est une de ces préoccupations. Les attitudes et les comportements face à celui-ci ont tendance à s'internationaliser. En conséquence les expériences, décrites de façon sommaire précédemment, ne seront pas sans conséquence ni à l'intérieur, ni à l'extérieur de nos frontières.

Troisième constat : le travail perd de sa valeur.

Plus que toute autre entreprise, l'hôpital met en scène des salariés qui n'ont pas les mêmes caractéristiques économiques, sociales et culturelles, les mêmes attentes et attitudes vis-à-vis du travail et des loisirs. Cette diversité des attentes et des attitudes est telle qu'elle peut constituer un frein ou au contraire amener les acteurs à envisager des formules et des propositions d'aménagement du temps de travail très variées, beaucoup plus variées que dans une structure plus classique.

Les initiatives et les expériences, de plus en plus nombreuses et originales en matière de réduction et d'aménagement du temps de travail confirment un certain nombre de grandes tendances en matière d'attitudes et de comportements face au travail.

---

4. Le ministre de l'Économie Gunter Rexrodt, suggérait à la même époque, et suite aux propositions de Volkswagen, la possibilité de travailler neuf mois sur douze.

En juin 1993, Michel Bon, ancien président de Carrefour, alors à la tête de l'ANPE, achevait le rapport d'une commission dont il avait la présidence au sein du programme « emploi » de l'Institut de l'entreprise sous le titre « les attitudes devant le travail ». Ce document montre que la « valeur-travail » est en train de changer en France. Il analyse également les raisons sociologiques de cette tendance à la remise en cause d'un des principaux fondements de nos sociétés industrialisées. En un mot, les salariés affirment désormais leur aspiration à travailler moins et remettent en cause la place du travail dans la société [5]. Les études et les sondages, effectués ici ou là, confirment que les salariés prennent leurs distances avec l'entreprise. Alors que certains observateurs en sont à se demander si, pour assurer la citoyenneté, il ne faudrait pas substituer la notion de « pleine activité » à celle de « plein emploi »[6], les actifs ne font plus du travail une pierre angulaire. Comme le précise Alain Lebaude, « ils entrent en résistance passive » ou, comme l'écrivent des analystes anglo-saxons, se laissent gagner par une *marginalité invisible*. Les analyses théoriques développées par Bernard Perret et Guy Roustang dans leur livre *L'économie contre la société* [7] sont de même nature. Les auteurs font état d'une « cassure dans l'opinion et démontrent que les logiques à l'œuvre arrivent à leur terme ». Chez Digital Equipment, société de matériels informatiques employant 75 % de cadres, 55 % des « volontaires » pour le travail à temps partiel, sous la forme d'une semaine de quatre jours, se trouvent être des hommes. Les plans de réduction d'effectifs proposés par l'entreprise au regard de ses difficultés ont évidemment justifié ces choix. Certes, le temps partiel a été introduit à l'occasion d'un plan social, mais des hommes ont pu faire valoir leur aspiration à travailler moins alors que jusqu'à présent, une telle revendication n'était bien souvent reconnue qu'aux femmes[8].

À défaut de savoir de façon précise si c'est la place du travail elle-même qui est remise en question, il semble aujourd'hui indéniable que la « valeur-travail » se relativise.

Ainsi, les évolutions, décrites tout au long de ce chapitre, offrent de réelles opportunités de multiplier les initiatives et les expériences en matière d'aménagement du temps de travail pour l'entreprise hospitalière. Loin d'être des obstacles ou des freins à la mise en place d'une nouvelle organisation du travail, l'ensemble de ces tendances significatives ouvre le champ des possibles et fait de l'aménagement du temps de travail un enjeu majeur pour l'hôpital de demain.

---

5. Cf. le dossier sur « Le travail perd sa valeur » dans *Le Monde* (supplément Initiatives) du mercredi 8 septembre 1993.

6. L'article d'Alain Lebaude dans le dossier cité en note précédente.

7. Bernard Perret et Guy Roustang : *L'économie contre la société,* Paris, Le Seuil,

8. Cf. L'article de Catherine Leroy « Une double révolution culturelle », *Le Monde* (supplément Initiatives) du mercredi 8 septembre 1993. Pour l'expérience de Digital Equipment, voir aussi l'article de Paul Loubière dans le n° 3874 de *Libération* du jeudi 4 novembre 1993.

Chapitre 3

Les enjeux liés à l'aménagement du temps de travail à l'hôpital

Les enjeux liés à l'aménagement du temps de travail à l'hôpital sont aujourd'hui bien connus. Comme le précisait déjà Michel Pépin dans un article sur l'aménagement du temps de travail en 1987, « L'évolution économique et sociale de ces dernières années conduit de plus en plus à considérer l'organisation du temps de travail comme une variable d'action dans la gestion d'un établissement, en même temps que c'est un aspect essentiel des conditions de travail et de vie, et un thème au cœur de la négociation et de la concertation sociales[1] ». Ces quelques lignes suffisent à repérer la nature des objectifs et des enjeux qui sous-tendent les démarches d'aménagement du temps de travail dans les hôpitaux. Ils sont de nature sociale, économique et organisationnelle. Ils conjuguent trois impératifs dont l'hôpital doit tenir compte afin de relever les défis qui sont les siens :

- la nécessité d'améliorer l'efficacité du service public au regard des exigences des usagers,
- l'obligation de résultats au regard des contraintes économiques,
- l'amélioration des conditions de travail et la prise en compte des aspirations sociales des collaborateurs.

La nécessité d'améliorer l'efficacité du service public au regard des exigences des usagers

Un service public efficace, c'est tout d'abord un service au service du public. Il devient indispensable de remplacer le productivisme hospitalier par une approche marketing dans laquelle l'usager est accueilli et pris en charge en consommateur privilégié.

1. Cf. l'article de Michel Pépin : « L'aménagement du temps de travail », *Informations Hospitalières* (spécial n°15), octobre-novembre,1987.

Les professionnels du monde hospitalier doivent repérer les grandes tendances liées à l'évolution des mentalités et des modes de vie. Ils doivent saisir les aspirations profondes de ceux qui les font vivre. C'est la condition indispensable pour assurer la pérennité de leur activité. Le consommateur d'aujourd'hui est plus instruit, plus informé, plus cultivé, plus ouvert. Nombreuses sont les études et les enquêtes[2] publiées à longueur d'année qui viennent nous rappeler quelques principes très simples en matière de consommation que nous avons tendance à oublier. De plus en plus fréquents sont les articles qui viennent sensibiliser l'opinion sur les modalités de prise en charge et qui modifient la relation thérapeutique.

De plus en plus exigeant face au produit et au service, le consommateur d'aujourd'hui est devenu un *consomm'acteur* extrêmement soucieux de la qualité de sa prise en charge. Il recherche en conséquence plus de qualité et de fiabilité dans les performances, plus de compétences et de service, plus de conseils, d'information, de technicité. Les usagers attendent des informations claires, précises, véridiques, qui leur permettent de se forger leur propre opinion et de choisir en connaissance de cause. Ils ne supportent plus qu'on ne leur réponde pas. Leurs comportements s'articulent autour d'un certain nombre de valeurs clés comme la considération, la personnalisation, l'écoute, l'émotion et le plaisir. Ces valeurs guident leurs choix et leurs jugements en matière de consommation. Il convient donc de mettre en place des principes de reconnaissance en matière d'accueil, de personnaliser les services lors de la prise en charge et du suivi thérapeutique grâce à une écoute attentive et des outils appropriés, d'inventer un temps de passage le plus agréable possible à l'hôpital. Celui-ci doit prendre ses distances avec ses traditions et ses certitudes. Il doit devenir un lieu de vie ouvert sur son environnement. Les attitudes et les mentalités d'aujourd'hui annoncent les services de l'an 2000. Il faut donc rester attentifs et vigilants, en état de veille pour pressentir ces évolutions et ne pas se laisser surprendre.

Quatre grands principes peuvent être tirés de ces quelques généralités et doivent rythmer la vie hospitalière.

Premier principe : les professionnels de la santé doivent eux-mêmes se comporter comme des consommateurs à l'affût. Les *choses de la vie* doivent constamment pénétrer et inspirer la stratégie de l'entreprise.

Deuxième principe : il faut apprendre à gérer la complexité du consommateur de soins pour satisfaire ses attentes ; l'observer, l'écouter, répondre à sa demande et ne plus se comporter comme des « producteurs rois ». Il faut le

---

2. Cf. les études et enquêtes de l'Observatoire CETELEM, de la COFREMCA, les bulletins de l'INED *Population et Sociétés*… et les nombreux ouvrages et articles publiés sur les attitudes et les comportements des consommateurs. Deux ouvrages parmi tant d'autres : *Francoscopie* et *Euroscopie* de Gérard Mermet chez Larousse, réactualisés chaque année. Un article parmi tant d'autres : « L'impossible Monsieur Consommateur » par Libie Cousteau, Sylvia Vaisman, Claude Vincent dans *Enjeux Les Échos*, janvier 1993.

considérer comme un véritable partenaire et lui laisser tenir un rôle actif et participatif dans la relation thérapeutique.

Troisième principe : l'hôpital doit marquer et affirmer sa différence. Plus qu'un produit, l'usager achète un concept, une image, un style, une formule. L'hôpital doit trouver la sienne en faisant preuve d'originalité afin de valoriser son image quelque peu ternie par les articles dont nous parlions précédemment.

Quatrième principe : il est fondamental de créer un climat favorable. Tout doit être mis en œuvre pour intégrer les aspects ludiques, récréatifs et culturels dans l'entreprise en fuyant la morosité, la « sinistrose » ambiante, en célébrant le plaisir de vivre sans écarter les valeurs afférentes à la rigueur et au professionnalisme. Il faut, encore une fois, être capable d'imaginer un temps de passage le plus agréable possible pour ces consommateurs aux aguets de plus en plus attentifs aux éléments de non-qualité. Enfin, ne pas oublier que le service ne vaut que ce qu'en font les équipes.

L'usager est prêt à accorder sa confiance à un hôpital « branché » capable de démontrer son savoir-faire, sa volonté d'accueil, son souci de flexibilité et d'adaptation. Les consommateurs ne sont plus de simples objets, mais des sujets, partenaires actifs et intelligents qu'il convient d'écouter de façon très attentive. Ce détour est un des préalables indispensables pour assurer la pérennité de l'entreprise hospitalière.

L'obligation de résultats au regard des contraintes économiques

Les contraintes économiques dont nous avons parlé précédemment et les évolutions liées à l'ensemble de l'activité hospitalière obligent les responsables à utiliser de façon optimale les moyens dont ils disposent. Améliorer la souplesse et la flexibilité des installations et leur durée d'utilisation, améliorer la durée d'amplitude des services, la rentabilité des investissements sont des objectifs qui, par définition, nécessitent une réflexion en matière de gestion du temps et d'organisation du travail. L'aménagement du temps de travail reste une variable fondamentale pour adapter les capacités de travail disponibles aux besoins et aux fluctuations de l'activité en améliorant l'efficacité au travail [3] :

---

3. Cf. l'article de Michel Pépin déjà cité : « L'aménagement du temps de travail » dans *Informations hospitalières* (spécial n°15), octobre-novembre1987.
Cf. le n° 47 des *Cahiers de Gestions hospitalières* : « Le temps choisi et les cercles de qualité à l'hôpital – Béziers : une expérience de formation action » par F. Grangette, B. Kapp, J.-X. Trazzini, M. Benedicto et J.-O. Arnaud dans *Gestions hospitalières* n° 244, mars 1985.

– par une meilleure répartition des tâches dans les services médicaux techniques et administratifs, dans les unités de soins,

– par l'amélioration des conditions de travail qui sont de nature à faire diminuer l'absentéisme,

– par une gestion plus souple des effectifs.

La volonté récente, affichée dès 1994 par le ministère des Affaires sociales, quant au traitement réservé aux hôpitaux (un taux directeur très strict et la réalisation de 3,8 milliards de francs d'économie sur un total de 240 milliards en 1994) afin de maîtriser les dépenses de santé n'a fait qu'accentuer les tendances décrites précédemment et renforcer la difficulté des responsables à optimiser la gestion des établissements.

En novembre 1993, le taux directeur de 3,35 % pour 1994 était rendu public par Simone Veil, alors ministre des Affaires sociales. Celui-ci était relativement strict si on le compare aux taux des années précédentes : 5,15 % en 1993, 5 % en 1992 et environ 4 % pour 1991 et 1990. Cependant, il s'accompagnait d'un projet de loi qui devait faciliter la fermeture de lits excédentaires et rendre plus contraignantes les modalités d'attribution des équipements lourds.

Ce taux directeur comprend trois éléments :

- le taux de reconduction : fonctionnement, rémunération des effectifs et prise en compte de l'inflation ;
- les mesures prévues pour certaines catégories de personnel suite aux accords négociés dans le cadre de la réforme de la grille de la fonction publique ;
- les enveloppes spécifiques : par exemple l'amélioration des urgences, la sécurité transfusionnelle, la prise en charge des malades du sida.

Le taux de reconduction ne devait pas dépasser 1,75 % en 1994 alors que le maintien des effectifs exigeait un taux de 1,93 %. Ces mesures laissaient entrevoir des répercussions importantes sur l'emploi dans les hôpitaux, déjà soumis à une extrême rigidité au regard des éléments liés à la gestion comptable et financière. En effet, il faut bien financer les dépenses de fonctionnement, les dépenses médicales, les dépenses d'hébergement, de restauration et de confort. L'essentiel des ajustements doit donc peser sur la masse salariale qui représente, comme on le sait, 70 % de la dépense totale. La seule marge de manœuvre porte sur le nombre d'emplois puisque les engagements pris au titre de la modernisation de la grille salariale et du déroulement de carrière des infirmières ont été confirmés, la suppression d'un lit inoccupé n'apportant, par ailleurs et dans un premier temps, aucune économie, puisque les dépenses d'un hôpital dépendent de son activité. Aucun projet de licenciement n'étant à l'étude, on sait que les remplacements consécutifs aux départs en retraite ou en congé ont été sensiblement réduits. Pour la CFDT, principal syndicat du secteur hospitalier, une baisse d'un point du taux directeur implique la disparition de 12 500 postes. Les « estimations » officieuses des pouvoirs publics tablent sur une réduction théorique de 10 000 emplois budgétaires touchant en priorité le personnel soignant plus nombreux et dont la rotation est la plus importante. Le passage progressif aux 35 heures, pour le personnel de nuit, limite d'autant plus les marges de manœuvre et risque pour certains services et dans certaines unités d'engendrer quelques difficultés.

En limitant la croissance des dépenses hospitalières de cette façon et même si les dérapages sont systématiques en fin d'année, le message du gouvernement était clair et faisait suite à la circulaire de mai 1993, invitant les préfets à procéder à la fermeture de 60 000 lits sur une capacité totale de 500 000 lits environ. Ainsi les *schémas régionaux d'organisation sanitaire* prévus par la réforme hospitalière de 1991 se sont progressivement mis en place. Le projet de loi sur la santé publique et la protection sociale, adopté par le Sénat et examiné fin novembre 1993 à l'Assemblée nationale a permis au gouvernement de confirmer ces orientations, puisque la loi ouvrait la possibilité de fermer des lits en cas *d'utilisation insuffisante des capacités hospitalières existantes.*

Même volonté politique de réduire les dépenses hospitalières pour l'installation d'un équipement médical lourd. L'absence de réponse de l'administration dans un délai de six mois équivaut dorénavant à un refus et non plus à un accord tacite. Cet équipement ne doit pas engendrer de coût supplémentaire pour l'assurance-maladie. Un contrat est conclu entre les différents partenaires afin d'éviter toute dérive économique. De plus, un établissement souhaitant se doter d'un scanner dans une région saturée, ne peut l'obtenir qu'à la condition de compenser intégralement le coût correspondant en supprimant des lits ou d'autres types de matériels lourds.

Depuis 1994, « régime sec »[4] pour les hôpitaux, largement confirmé par la suite, nécessite la mise en œuvre de modes de gestion mieux adaptés aux contraintes économiques. La raréfaction des ressources humaines rend aujourd'hui impérative une répartition mieux équilibrée du personnel en matière de charge de travail et de temps de travail. Il est donc indispensable de repenser les procédures et les méthodes de travail qui, pour certaines, sont devenues obsolètes et inadaptées au regard du contexte évoqué ci-dessus. De nouvelles formes en matière d'organisation du temps de travail sont en train de se mettre en place progressivement dans les hôpitaux et inaugurent sans doute une réflexion de fond sur le sujet dans les années à venir.

---

4. Cf. l'article de Jean-Michel Normand : « Régime sec pour les hôpitaux » dans *Le Monde* (supplément *L'économie*) daté du mardi 9 novembre 1993.

L'amélioration des conditions de travail et la prise en compte des aspirations sociales des collaborateurs

Suite aux mouvements de l'automne 1988, les rapports se sont succédés pour venir alimenter la réflexion des responsables politiques sur les problèmes des statuts, des rémunérations et des conditions de travail des personnels hospitaliers. Bien trop nombreux pour être cités de façon exhaustive, tous ces textes présentent au moins un point commun : la nécessité d'améliorer les conditions de vie des agents en transformant les pratiques d'organisation, de management et de gestion du travail au sein des services hospitaliers.

La rigueur budgétaire, la maîtrise des dépenses de santé, les évolutions liées aux techniques médicales et à la prise en charge des usagers, la nécessité d'offrir un service de plus en plus performant, le vieillissement de la population hospitalisée sont autant de facteurs non exhaustifs qui modifient de façon considérable le profil de l'activité hospitalière et la charge de travail des personnels soignants notamment. Il semble aujourd'hui indispensable de prendre en compte les aspirations de ceux qui, par leurs fonctions, constituent, comme le précise Dominique Tonneau dans son rapport sur les conditions de travail à l'hôpital [5], « un capital essentiel », afin de leur offrir des conditions de vie et de travail en adéquation avec les objectifs assignés en matière d'accueil, de prise en charge et de soins.

Le comportement et les attitudes face au travail sont en train de changer, nous l'avons vu précédemment. L'hôpital n'échappe pas à cette réalité. Le facteur « temps » est omniprésent. La gestion du temps libre est devenue une activité à part entière pour l'individu, y compris au travail avec les formes d'aménagement que nous connaissons. De tous côtés, on veut gagner du temps pour le consacrer à des actes valorisants. Il nous arrive fréquemment d'opposer le temps « rationnel », le temps du travail obligé au temps « festif », au temps libre, avec l'idée de minimiser le premier pour mieux valoriser le second. Bien souvent, la rigidité des rythmes de travail et les phénomènes de résistance au changement interdisent l'apparition de nouvelles solutions en matière d'aménagement du temps de travail et un partage plus souple entre le temps de travail et le temps libre. Aujourd'hui, et comme l'explique Alain Lebaude[6], les salariés aspirent à se dégager d'autant plus des servitudes du travail que, au cours des dernières années, et sans en tirer forcément des avantages, ils ont eu le sentiment de sacrifier beaucoup aux rythmes imposés par l'entreprise. La séparation entre la vie

---

5. *Les conditions de travail à l'hôpital – un enjeu vital*, par Dominique Tonneau, Éditions ANACT, coll. « Points de repère », 1991.

6. Cf. l'article d'Alain Lebaude : « La décote de la valeur travail » dans *Le Monde*, daté du mercredi 1er décembre 1993.

professionnelle et la vie privée s'estompe de plus en plus. Dans la réalité, il existe un principe de continuité de moins en moins dissimulé. Le temps de vie au travail étant de moins en moins motivant, les salariés organisent les conditions d'une vie accomplie ailleurs que dans le travail. D'ailleurs, et comme l'ajoute justement Alain Lebaude, « Il existe en filigrane une tentative de rééquilibrage au profit de l'humanitaire, de l'associatif, de l'intérêt collectif ou de l'engagement public, quand ce n'est pas pour la production de biens artistiques ou culturels. »

Ainsi, si les exigences des salariés à l'égard du travail ont changé, c'est en partie parce que l'on ne fait plus du travail une vertu. Si le travail n'offre pas la possibilité ou l'occasion de se réaliser, s'il n'autorise pas un minimum d'autonomie et de créativité, des distances sont prises au regard de celui-ci. Même ceux qui sont satisfaits de leur statut professionnel n'en font plus forcément le centre de leur vie. Comme l'explique Guy Roustang[7], « Ils veulent se réserver du temps pour eux-mêmes, pour les amis, pour la famille, pour diverses activités où *ils s'éclatent*. Ils ne sont plus convaincus qu'il faille *perdre sa vie à la gagner.* » Cette tendance est d'autant plus marquée pour ceux qui ne trouvent pas de plaisir dans leur travail ou qui n'ont pas les marques de reconnaissance qu'ils attendent au regard des efforts qu'ils font. Ainsi on cherche « l'autoréalisation » dans tous les domaines de la vie.

On comprend, au regard des expériences menées, que l'aménagement du temps de travail offre des perspectives et des solutions non négligeables aux préoccupations des agents hospitaliers qui aspirent à une plus grande maîtrise individuelle de leur temps de vie, à plus d'autonomie et de responsabilités dans l'exercice de leurs pratiques quotidiennes dans un cadre qui favorise l'amélioration des conditions de travail, l'initiative, la concertation sous toutes ses formes et la reconnaissance pour le travail effectué chaque jour afin d'améliorer la qualité des prestations rendues.

Ainsi, les enjeux liés à l'aménagement du temps de travail à l'hôpital sont multiples et sous-tendent des objectifs de nature très diverse : des objectifs de nature économique et organisationnelle en améliorant la souplesse et la flexibilité des installations, en augmentant la durée d'utilisation de ces mêmes installations et la durée d'amplitude des services, en améliorant la rentabilité des investissements ; des objectifs de nature sociale en améliorant les conditions de vie au travail des agents, en leur permettant une gestion plus autonome de l'organisation de leur temps de travail, en distinguant les besoins de catégories de personnels aux attentes très diversifiées, en développant la politique contractuelle et en faisant de l'aménagement du temps de travail un nouvel objet de

---

7. Cf. Un entretien avec Guy Roustang sous le titre : « Chercher l'autoréalisation dans tous les domaines de la vie » , Propos recueillis par Marie-Béatrice Baudet dans *Le Monde* (supplément Initiatives) daté du mercredi 8 septembre 1993.

négociation ; des objectifs de nature commerciale en prenant en compte les exigences des consommateurs afin d'offrir un service efficace et adapté aux besoins de la population.

La mise en œuvre d'une véritable politique du temps à l'hôpital devrait permettre à celui-ci de continuer à jouer un rôle actif sur le bassin d'emploi local et d'affirmer sa place au sein de la communauté.

Chapitre 4

De multiples expériences

En fait, les expériences en matière d'aménagement du temps de travail relèvent de pratiques déjà anciennes. Par nécessité, l'hôpital a dû trouver depuis longtemps des solutions pour faire face aux missions qui sont les siennes et faire preuve d'imagination pour assurer la continuité du service, s'adapter aux situations d'urgence et aux variations d'activité, au mode de fonctionnement spécifique de certains services, à l'insuffisance ponctuelle d'effectifs.

Dès les années quatre-vingt, un certain nombre d'expériences très connues ont été mises en œuvre et décrites dans certains hôpitaux. Le CHS de Saint-Avé, le CHG de Senlis, le CHR d'Orléans (Centre de cure médicale de Saran), l'hôpital Trousseau (AP Paris), le CHG de Béziers ont été en quelque sorte les pionniers de l'aménagement du temps de travail à l'hôpital.

Ces cinq établissements ont eu le mérite de faire connaître leurs expériences en matière d'aménagement du temps de travail dans des articles [1] publiés par la presse professionnelle, au cours de colloques ou de journées de réflexion [2] organisés sur ce thème et au travers un film vidéo *Kronos à l'hôpital* [3] commandité par le groupe « Droit du travail hospitalier » des élèves et anciens élèves de l'ENSP. Ces expériences ont permis de montrer que des initiatives en matière d'aménagement du temps de travail étaient viables à l'hôpital malgré les contraintes inhérentes au processus de production hospitalier. Elles

---

1. Cf. le n° 244 de *Gestions hospitalières*, mars 1985, cité précédemment.

2. Cf. les actes de la journée d'information organisée par le CATRAL et IDEES le 18 juin 1986 au Conseil régional d'Ile-de-France : *L'aménagement du temps de travail, une nouvelle réalité hospitalière,* publiés par le CATRAL.

3. *Kronos à l'hôpital – cinq hôpitaux nous communiquent leurs expériences d'aménagement du temps de travail,* commandité par le groupe « Droit du travail hospitalier », association des élèves et anciens élèves de l'École nationale de la santé publique, ENSP.

ont sans doute aussi favorisé la multiplication de démarches similaires vers des solutions de plus en plus élaborées en suscitant ici ou là des vocations en matière de gestion du temps de travail. En marge de ces expériences très connues, bon nombre d'hôpitaux se lançaient, avant pour certains, à la même époque pour d'autres, dans des expériences plus modestes.

Aujourd'hui, les initiatives et les expériences en matière d'aménagement du temps de travail sont bien trop nombreuses pour être recensées de façon exhaustive. Il n'y aurait d'ailleurs pas grand intérêt à le faire. L'aménagement du temps de travail ne se généralise pas mais les expériences en matière d'aménagement du temps de travail ont tendance à se généraliser. Toutefois, à l'analyse de ces expériences, un certain nombre de constats peuvent être tirés [4] :

- les services concernés (services de soins, médico-techniques, généraux, administratifs...) sont d'une grande hétérogénéité. La spécificité de chaque situation est telle qu'elle rend difficile toute démarche de généralisation ;
- il existe une espèce de fatras sémantique au regard des techniques utilisées qui sont elles-mêmes d'une extrême diversité. Les formules sont multiples : temps partiel, badgeage, *pools* de personnel, horaires variables, horaires flexibles, horaires libres, horaires décalés, horaires souples, horaires à la carte, temps choisi, temps convenu, temps négocié, temps aménagé, système îlot, plages mobiles... ;
- la réglementation en vigueur relative à la durée et à l'aménagement du temps de travail n'est pas toujours respectée ;
- les méthodes manquent parfois de rigueur et ne sont pas adaptées aux spécificités du monde hospitalier ;
- les démarches sont élaborées à titre expérimental et manquent de « permanence » ;
- les résultats relatifs à ce type d'expériences sont rarement évalués.

Il convient donc, au regard des pratiques en la matière, de repérer de façon synthétique les objectifs, le champ d'application, les grands principes et les formules types élémentaires qui sous-tendent la mise en œuvre d'une expérience de ce type [5].

---

4. Cf. à ce sujet *L'audit des expériences d'aménagement du temps de travail du personnel non médical*, réalisé par Bossard Consultants pour la direction des hôpitaux, mars 1988 ; et en particulier la préface de Françoise Delafosse sur les principes qui guident toute démarche d'aménagement du temps de travail.

5. Cf. le remarquable guide de synthèse : *Connaître et comprendre la politique d'aménagement du temps à l'Assitsance publique*, présenté par Dominique Héron et réalisé par des cadres soignants et non soignants dont nous nous sommes largement inspirés pour la rédaction de ce chapitre.

Les objectifs

Nous avons déjà développé ce thème tout au long du chapitre précédent, aussi n'insisterons-nous pas davantage sur les enjeux relatifs à l'aménagement du temps de travail à l'hôpital. Globalement, toutes les démarches s'organisent autour des quatre objectifs suivants :

- adapter la gestion du temps de travail aux besoins et aux exigences des consommateurs afin d'offrir un service de plus en plus performant ;
- assurer une meilleure continuité de la prise en charge des malades en maintenant la qualification et les compétences des agents de chaque équipe ;
- amener les agents à gérer et à négocier en équipe l'organisation du travail et le temps de travail en tenant compte des impératifs, des contraintes, des nécessités et des spécificités du service ;
- améliorer la compatibilité entre le temps de vie au travail et le temps de vie à l'extérieur pour les agents en intégrant les possibilités qu'offre l'aménagement du temps dans l'activité des services.

Le champ d'application

Il est nécessaire, nous le verrons ultérieurement, de préciser un certain nombre de règles du jeu lors de la mise en œuvre d'une démarche liée à l'aménagement du temps de travail. Ces règles du jeu doivent respecter les principes élémentaires relatifs à la législation sociale et au droit du travail développés, par ailleurs, tout au long du premier chapitre. Ainsi faut-il tenir compte des quelques éléments qui suivent, même si dans la pratique de nombreuses dérogations existent :

- Le règlement intérieur de l'établissement doit définir le champ d'application des horaires aménagés.
- L'obligation d'assurer la continuité du service et la sécurité des malades impose un effectif minimal par grade et par fonction défini sur 24 heures.
- La durée du temps de travail est de 39 heures par semaine, 78 heures pour deux semaines. La base journalière est de 7 heures 48 mn.

– La durée quotidienne est de 9 heures maximales pour les équipes de jour, de 10 heures maximales pour les équipes de nuit. Les vacations ne peuvent pas être inférieure à 4 heures.

– La durée de repos est de 4 jours dont 2 jours consécutifs sur 14 jours. L'interruption entre 2 jours de travail ne peut être inférieure à 12 heures.

– Les bases de la gestion du temps de travail pour deux semaines, appliquées dans les hôpitaux expérimentant la formule « débit/crédit » (en particulier à l'Assistance publique de Paris), autorisent un débit de 8 heures et un crédit de 16 heures. Le solde, c'est-à-dire le cumul du débit, d'une part, et du crédit, d'autre part, ne peut pas être supérieur à 40 heures pour le crédit et à 16 heures pour le débit. Les modalités d'application et de mise en œuvre de cette gestion relèvent de la concertation locale.

– Les horaires aménagés n'ont aucune incidence sur la législation relative aux accidents de trajet.

– L'aménagement du temps de travail ne peut pas constituer une entrave à l'exercice des droits syndicaux qui doivent s'effectuer dans des conditions normales.

Les grands principes

À l'analyse des expériences menées jusqu'à présent, le respect d'un certain nombre de grands principes conditionne la réussite d'une telle démarche.

Il est indispensable :

– de s'assurer que les agents concernés sont volontaires,

– d'informer les instances consultatives,

– de mesurer les charges de travail avant d'envisager un changement d'organisation,

– d'expérimenter la faisabilité de la formule adoptée un certain laps de temps avant de la pérenniser,

– d'envisager des modalités d'évaluation de l'action mise en œuvre.

En fait, l'aménagement du temps de travail dépend essentiellement de l'activité et des contraintes inhérentes à chaque service. La mesure de la charge de travail est une excellente occasion de mobiliser les cadres et les agents afin de mettre « à plat » l'organisation de ce même service en tenant compte des objectifs définis précédemment. Les choix effectués en matière d'aménagement ne sont jamais définitifs. Ils peuvent varier en fonction des évolutions de la charge de travail.

Les règles du jeu doivent être élaborées le plus rapidement possible. Elles doivent être précises et rigoureuses. Elles tiennent compte de la réglementation en vigueur, mais elles ouvrent le champ des possibles sans lequel aucun aménagement du temps n'est envisageable.

Enfin, et même s'il existe des contre-exemples, une gestion informatisée des horaires est pratiquement obligatoire. Tout d'abord, parce que toutes les équipes n'ont pas forcément la maturité suffisante en matière d'autocontrôle et de gestion collective du temps de travail. Ainsi, l'utilisation d'un outil informatique rassure bien souvent les agents, car il constitue un « garde-fou » idéal pour éviter les sentiments d'injustice, les malentendus et les tensions toujours possibles dans ce type de négociation qui demande parfois un apprentissage assez long. De plus, celle-ci évite une gestion manuelle lourde et fastidieuse, notamment pour le cadre qui se doit d'exercer une fonction de contrôle et d'arbitrage. Enfin, et ce n'est pas le moins important, elle permet à chacun de connaître immédiatement ses droits et ses obligations en fonction des règles du jeu définies préalablement.

Les formules types

Il existe de nombreuses modalités d'aménagement du temps de travail. Parmi l'ensemble des systèmes possibles d'aménagement des horaires, trois formules sont communément décrites et méritent un commentaire particulier.

Les horaires libres

C'est un mode de gestion *individuelle et non prévisionnelle* du temps de travail caractérisé par des plages de présence fixes ou mobiles. La présence des agents est obligatoire pendant les plages fixes et n'est pas obligatoire pendant les plages mobiles.

En fonction du système mis en place au regard des charges de travail et du service à rendre, les plages fixes peuvent être plus ou moins longues, le nombre de plages mobiles peut varier de deux à trois dans la journée, les reports d'heures de travail d'un jour à l'autre sont possibles. Le schéma qui suit, tiré, comme les suivants, du guide de synthèse présenté par Dominique Héron, déjà cité précédemment, donne un exemple d'horaire avec des plages fixes et des plages mobiles.

Ce système offre aux agents la possibilité de ne pas avoir à prévoir leurs présences pendant les plages mobiles ni à prévenir de leurs absences pendant ces mêmes plages. Le risque d'absence totale du personnel est possible pendant les plages mobiles si l'on se limite à un mode de gestion de ce type. C'est pourquoi de façon générale, et même s'il mérite d'être commenté, ce système n'est pas applicable à l'hôpital, notamment dans les unités de soins, car il présente des risques conséquents pour les usagers en matière d'accueil, de prise en charge, de sécurité, de qualité des prestations.

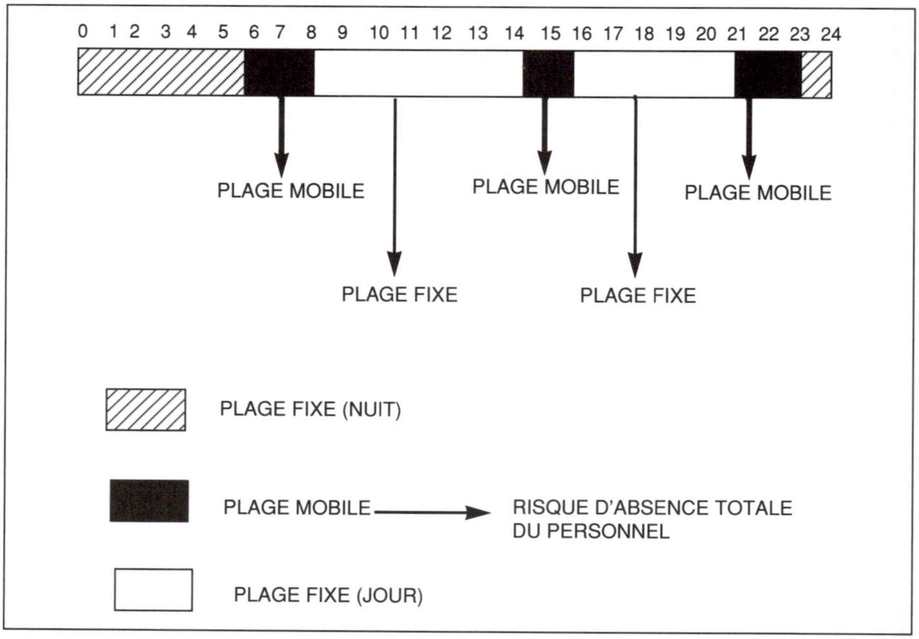

Les horaires décalés

Ce mode de gestion *individuelle et prévisionnelle* du temps de travail se caractérise par une grille d'horaires décalés. Comme le montre le schéma ci-dessous, le profil de présence du personnel s'effectue en fonction de la charge de travail.

Les horaires sont déterminés après une étude et une analyse de la charge de travail. L'encadrement établit et valide la grille de répartition des horaires en collaboration avec les agents. En général, le nombre d'heures de travail effectuées par chaque agent est le même d'un jour à l'autre. Les horaires d'arrivée et de départ des agents sont fixés et déterminés de façon définitive même si ces agents peuvent procéder à des changements de postes avec l'accord de leur encadrement. Ce mode de gestion permet d'adapter la présence du personnel aux contraintes de la charge de travail, offre aux agents la possibilité de procéder à des choix lors de la mise en place des horaires (même si ceux-ci sont relativement limités) et garantit une certaine stabilité pour le service. Toutefois, il manque quelque peu de souplesse puisque les agents n'ont pas une réelle maîtrise de leur temps de travail au regard des contraintes et des évolutions liées au temps de vie extraprofessionnel. De plus, les horaires peuvent être plus ou moins attractifs, avec le risque non négligeable pour certains agents de se voir attribuer de façon définitive des horaires moins attractifs que d'autres.

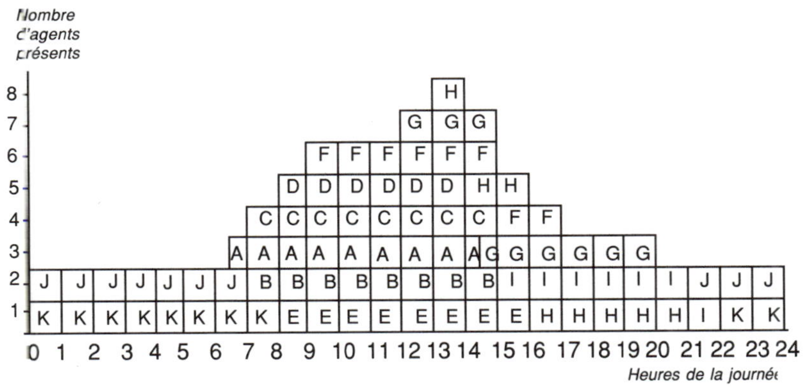

Agent **A** : 6 h 30 – 14 h 30

Agent **B :** 7 h 00 – 15 h 00

Agent **C** : 7 h00 – 15 h 00

Agent **D :** 8 h 00 – 14 h 00 *Temps partiel 80 %*

Agent **E** : 8 h 00 – 16 h 00

Agent **F** : 9 h 00 – 17 h 00

Agent **G** : 12 h 00 – 20 h 00

Agent **H** : 13 h 00 – 21 h 00

Agent **I** : 15 h 00 – 22 h 00 *Temps partiel 90 %*

Agent **J** : 21 h 00 – 7 h 00

Agent **K** : 22 h 00 – 8 h 00

Le système « îlot »

C'est un mode de gestion *prévisionnelle et collective* du temps de travail qui se caractérise par un profil de présence au travail et une auto-organisation du temps de travail en équipe.

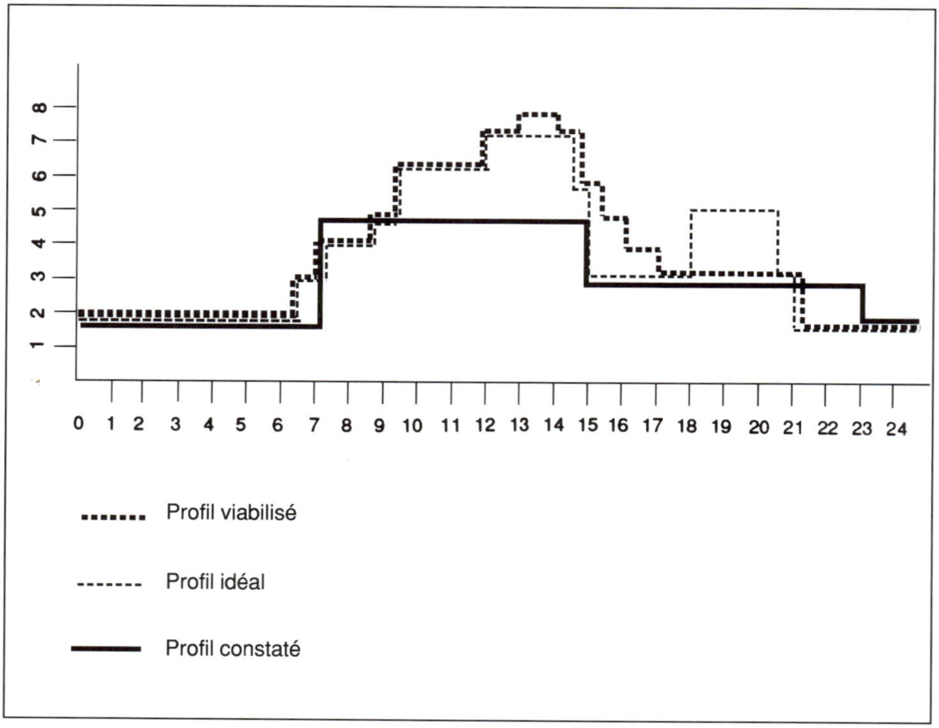

Un profil de présence définit, pour chaque heure de chaque jour, le nombre d'heures de travail à assurer par une catégorie d'agents en fonction de la charge de travail. D'un point de vue théorique, et comme le montrent les schémas qui suivent, ce profil tient compte à la fois des contraintes qui existent en matière d'organisation au sein du service et de charge de travail (profil de « présence constatée »), des besoins des usagers et de leurs familles (profil de « présence idéale ») et des désirs des agents en matière d'aménagement du temps de travail (profil de « présence viabilisée »).

Les membres de l'équipe négocient de façon collective leurs horaires en fonction de ce profil pour une durée et selon des règles de fonctionnement et d'arbitrage qui sont déterminées à l'avance. Ainsi, les agents peuvent organiser leur temps de travail et leurs horaires d'arrivée et de départ chaque jour en fonction de la réglementation en vigueur et des règles de sécurité qui ne manqueront pas d'être définies de façon précise en préalable à toute expérience d'aménagement du temps de travail.

Ce système souple et évolutif semble le mieux adapté à l'ensemble des contraintes hospitalières. Même s'il demande des efforts rigoureux en matière de gestion du personnel, il ouvre des perspectives très intéressantes au regard de la qualité des prestations offertes aux usagers et de l'amélioration des conditions de travail du personnel.

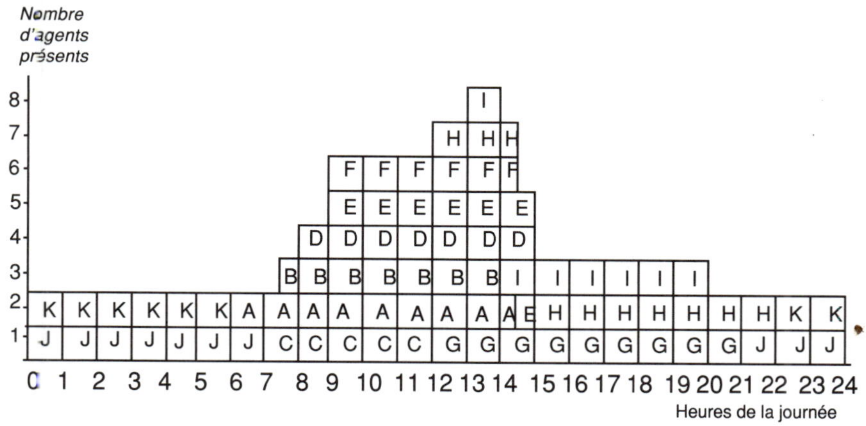

Agent **A** : 6 h 00 – 14 h 30

Agent **B** : 7 h 30 – 14 h 00

Agent **C** : 7 h 00 – 12 h 00

Agent **D** : 8 h 00 – 15 h 00

Agent **E** : 9 h 00 – 15 h 00

Agent **F** : 9 h 00 – 14 h 30

Agent **G** : 12 h 00 – 21 h 00

Agent **H** : 12 h 00 – 22 h 00

Agent **I** : 13 h 00 – 20 h 00

Agent **J** : 21 h 00 – 7 h 00

Agent **K** : 22 h 00 – 6 h 00

Avant d'aborder en détail et de façon très concrète, tout au long du prochain chapitre, la méthodologie d'une expérience de ce type, il convient en guise de conclusion de rappeler les principes qui doivent guider toute démarche d'aménagement du temps de travail au regard des expériences menées dans les hôpitaux :

– l'analyse de la charge de travail est un préalable indispensable avant d'envisager une quelconque modification de l'organisation et des horaires,
– les solutions mises en œuvre ne doivent pas se faire au détriment des usagers,
– l'adhésion des agents est obligatoire.

Ainsi, toutes les actions orientées vers ces démarches doivent tendre à proposer aux agents des outils conceptuels leurs permettant de participer à l'élaboration des procédures de fonctionnement et d'organisation dans lesquelles ils vivent et apporter aux cadres les méthodes adéquates en matière de management afférentes à ce type de changement.

Chapitre 5

Démarche et méthodologie

Préambule à la méthode

Nous avons vu précédemment que les évolutions de ces dernières années ont conduit les partenaires hospitaliers à considérer de plus en plus l'organisation du temps de travail comme une variable d'action dans la gestion d'un établissement. C'est aussi un aspect essentiel des conditions de travail et de vie des acteurs de l'hôpital. C'est pourquoi, de plus en plus nombreux sont les établissements qui font du développement de l'aménagement du temps de travail une action dominante de leur projet social.

Cette orientation est conforme aux objectifs théoriques sous-tendus par une politique d'aménagement du temps de travail :

– mieux adapter les moyens humains à la charge de travail des services et aux fluctuations de l'activité,
– répondre aux attentes des salariés qui aspirent à plus d'autonomie, de responsabilité, tout en leur donnant la possibilité d'une plus grande maîtrise individuelle de leur temps.

Au regard de ces objectifs, toute politique de développement de l'aménagement du temps de travail doit tendre à améliorer :

– l'efficience et la performance de l'institution,

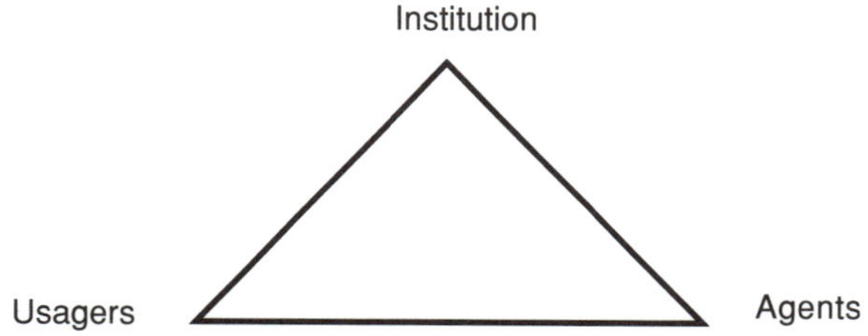

– les conditions de travail et de vie des agents,

– la qualité du service rendu à l'usager.

L'aménagement du temps de travail engage un jeu de force et d'intérêts à somme nulle. Ces trois pôles, loin d'être antinomiques constituent l'équilibre d'un triptyque qu'il conviendra de respecter tout au long de la démarche et d'accepter comme un des principes de base de l'aménagement du temps de travail.

Dès le début de toute réflexion concernant l'aménagement du temps de travail, il apparaît que la difficulté n'est pas tant dans le choix d'une formule d'aménagement de ce temps, que dans la méthodologie utilisée.

Les aspects méthodologiques participent au succès et à la réussite de toute démarche de cette nature. Les pages qui suivent nous permettront de les décrire de façon très concrète afin de repérer l'ensemble des étapes nécessaires à la mise en œuvre d'une telle expérience. Comme nous l'avons déjà précisé en guise d'introduction à cet ouvrage, notre volonté est de faire de cette méthode un guide pratique.

C'est pourquoi les grandes phases et les points clés de cette méthode seront décrits de façon concise, voire elliptique, afin que le lecteur puisse l'utiliser comme un *road-book* applicable sur le terrain.

La méthode

La mise en place d'un groupe de projet se composant de cadres administratifs et de cadres infirmiers est un préalable indispensable au développement de toute démarche liée à l'aménagement du temps de travail.

Accompagné par un consultant extérieur, ce groupe doit réfléchir à la procédure à adopter pour mettre en œuvre l'aménagement du temps de travail et en assurer le suivi.

Cette réflexion s'élabore le plus souvent sous la forme et dans le cadre d'une *formation-action* destinée aux membres du groupe de projet.

C'est au cours de ce travail de réflexion que la méthodologie et la procédure d'implantation de l'aménagement du temps de travail doivent se dégager.

En fait, la démarche du groupe consiste à :

– préciser les enjeux et les motivations qui conduisent au développement de l'aménagement du temps de travail pour l'établissement ;

– présenter les conditions de réussite et les facteurs favorisant la mise en place de l'aménagement du temps de travail ;
– définir les règles du jeu à respecter ;
– choisir une méthode d'analyse de la charge de travail ;
– définir les critères de choix pour les sites expérimentaux ;
– élaborer la procédure de mise en place de l'aménagement du temps de travail ;
– évaluer les résultats de l'expérimentation ;
– prévoir l'extension de l'aménagement du temps de travail à d'autres sites.

C'est autour de ces huit points clés que s'organise la stratégie de mise en œuvre du changement en matière d'organisation et d'aménagement du temps de travail.

Les enjeux et les motivations qui conduisent au développement de l'aménagement du temps de travail pour l'établissement

La réflexion doit s'organiser autour des enjeux que nous avons largement développés par ailleurs. Le fait de mettre à plat l'ensemble des évolutions qui militent pour l'aménagement du temps de travail permettra au groupe de projet de se constituer un argumentaire au regard de la stratégie de l'établissement. Les motivations qui conduisent l'établissement à développer une politique d'aménagement du temps de travail doivent être décrites de la façon la plus classique possible, en faisant constamment référence au triptyque dont nous avons parlé précédemment et dont les objectif constituent la pierre angulaire de la démarche.

Les conditions de réussite et les facteurs favorisant la mise en place de l'aménagement du temps de travail

Sept grands principes sont indispensables à la mise en œuvre de l'aménagement du temps de travail dans les unités :

1. L'équipe doit être *solidaire* au regard de la charge de travail, ce qui doit permettre à chacun, en théorie, d'alterner ses horaires.

2. Chaque membre de l'équipe engage et assume sa *responsabilité* en matière d'organisation et d'aménagement du temps de travail.

3. Il est nécessaire de faire preuve d'une certaine *souplesse* pour faire face aux fluctuations de la charge de travail.

4. Il est indispensable de faire preuve d'*adaptabilité* au regard des variations d'activité.

5. Chacun doit *comprendre* les intérêts des autres et l'avantage d'une grande variabilité des horaires pour favoriser la souplesse.

6. Plus grande est la *concertation*, plus les possibilités liées à l'aménagement du temps de travail sont intéressantes.

7. La *mobilité* est un principe de base puisque la qualité de l'aménagement du temps de travail est liée à la capacité de chacun à occuper les différents postes de travail correspondant à sa catégorie.

De la même façon, un certain nombre de facteurs favorise la mise en œuvre de la démarche. Ces facteurs sont des prérequis qui s'expriment en cinq verbes actifs :

Vouloir : le volontariat induit la réceptivité du service.

S'impliquer : les agents et l'encadrement, qu'il soit médical ou non médical, doivent être concernés.

Adhérer aux principes du triptyque, aux objectifs de la démarche, aux règles du jeu.

Accepter la nécessaire remise en cause des principes d'organisation et de fonctionnement du service à tous les niveaux.

Évaluer la qualité du service rendu avant et après l'aménagement du temps de travail. Cette évaluation est à faire et doit être mesurée pour les agents, les usagers et l'institution.

Ces prérequis sont déterminants pour le choix des services où l'expérimentation du fonctionnement en aménagement du temps de travail sera réalisée.

Les règles du jeu de l'aménagement du temps de travail

Elles portent sur les cinq points qui suivent :

1) *La durée hebdomadaire de travail* est de 39 heures pour les équipes de jour et de 35 heures pour les équipes de nuit.

2) *La durée journalière du temps de travail* : elle est au maximum de 9 heures pour le jour et de 10 heures pour la nuit. L'amplitude maximale est de 10 heures 30.

En aménagement du temps de travail, pas de vacation inférieure à 3 heures et pas plus de deux vacations par jour.

Le repos est de 12 heures entre deux jours de travail.

3) 2 jours de *repos hebdomadaire*. Pour 2 semaines de travail, 4 jours de repos dont deux consécutifs.

4) *Le seuil de sécurité* : il est déterminé par l'étude de la charge de travail de l'unité et validé par le responsable du service. Il doit être impérativement respecté.

5) *La base de gestion du temps de travail* : le module de base de gestion du temps de travail est fixé à quatre semaines, et correspond à 156 heures de travail par agent.

Figure 1. – Variation du stock d'heures

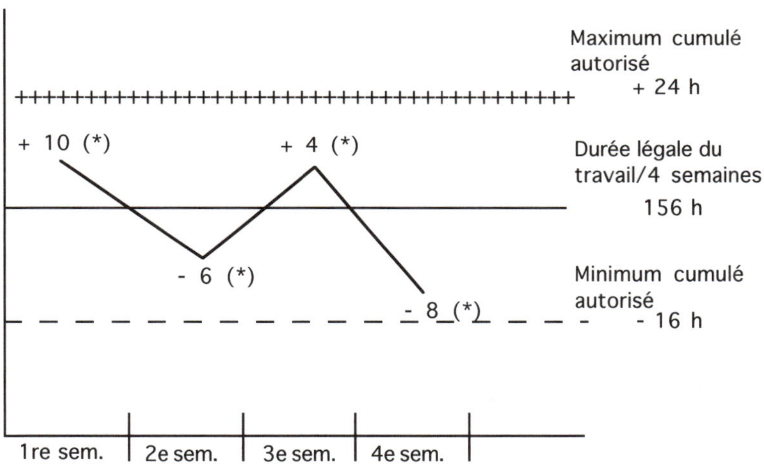

(*) Variation en heures

Les cumuls des débits et des crédits autorisés sont fixés à 24 heures de crédit et à 16 heures en débit. Ils peuvent être parfois dépassés en cours de module. Cependant, à l'issue du module de quatre semaines, le solde doit être compris dans la fourchette horaire prévue, entre – 16 heures et + 24 heures, sauf cas exceptionnels validés par le cadre du service. Cette dérogation devra être corrigée obligatoirement dans les quatre semaines suivantes. Si un agent doit quitter le service, il régularise son solde d'heures avant son départ (figure 1).

Le module de gestion est élaboré en concertation entre les agents et le cadre, en fonction :

– des variations de la charge de travail,
– des souhaits des agents,
– de la réglementation,
– des divers éléments intervenant dans la gestion : congés annuels, congés de maladie, congés de formation, congés exceptionnels, congés syndicaux...

Le module élaboré, validé par le cadre, est affiché huit jours (quinze étant l'idéal) avant son application.

Toute dérogation ponctuelle à la règle sera négociée par l'agent et validée par le cadre.

En cas d'accident de travail ou de trajet, la réglementation en vigueur n'est en aucun cas modifiée par le fonctionnement en aménagement du temps de travail.

L'analyse de la charge de travail

Un des rôles important du groupe de projet est le choix de la méthodologie de l'évaluation de la charge de travail à utiliser.

La méthode doit permettre d'établir un lien entre la répartition du temps de travail et les variations d'activité. L'analyse de l'étude de la charge conduira inévitablement à envisager une réorganisation de l'unité et une modification du fonctionnement.

L'objectif de la réorganisation du travail est d'ajuster en permanence la charge de travail déterminée par l'évaluation des besoins de la personne soignée et les effectifs dont le service dispose dans le but d'améliorer :

– la qualité du service rendu,
– la qualité de vie des agents au travail,
– la gestion au niveau de l'institution.

En effet, et comme le précisent Jean-Olivier Arnaud et Gérard Barsaq, « Même si les services fonctionnent avec l'urgence :

• la charge de travail n'est pas imprévisible,
• ce ne sont pas les horaires qui déterminent l'organisation du travail,
• on ne peut gérer séparément les différentes dimensions du temps :
  – horaires quotidiens,
  – rythmes hebdomadaires,

– congés annuels,

• une gestion plus souple des temps de travail individuels est possible. Elle repose sur la gestion des “stocks d’heures” plutôt que sur celle des effectifs.

• la répartition des tâches n’est pas *immuable*[1]. »

Le principe d’analyse des temps et charge de travail décrite par Michel Vogler, formateur à Strasbourg et publiée dans la revue *Gestion Hospitalière* (n° 273 de février 1988), est une méthode adaptée à la démarche préconisée.

L’étude repose sur un relevé des tâches effectuées directement par les agents pendant une période d’une semaine, y compris leur temps de pause.

Pour réaliser ce travail de relevé et de saisie des données, deux types de documents sont utilisés :

– le carnet des différentes tâches codifiées ou carnet codes-actes,
– le carnet de recueil des tâches effectuées par chaque agent.

Le carnet des différentes tâches codifiées ou carnet codes-actes
(extraits figure 2, page 58)

Il regroupe toutes les tâches effectuées par le personnel. Une distinction est faite entre les soins directs (actes effectués auprès de la personne soignée), et les soins indirects. Ce carnet doit être adapté à chaque service. Le carnet, utilisé généralement selon la méthode précitée, est donc complété par des codes-actes n’y figurant pas, ou bien « allégé » si le service n’effectue pas les tâches indiquées dans le document. L’élaboration du carnet propre au service est un travail minutieux auquel doit participer toute l’équipe. Pour que l’étude soit le reflet de la réalité, la liste des tâches effectuées par chaque catégorie d’agent doit être exhaustive.

Cette étape préliminaire est capitale pour la fiabilité de l’étude. Elle permet de se familiariser avec l’outil et de se l’approprier, d’où l’importance d’une participation large de l’équipe du service à l’élaboration du document.

Parallèlement, les agents déterminent la flexibilité des tâches effectuées dans le service. Celles-ci sont :

– *fixes*, lorsqu’elles ne peuvent être déplacées,

– *semi-mobiles*, lorsqu’elles peuvent être déplacées de quelques heures dans la limite des horaires de l’équipe,

– *mobiles*, lorsqu’elles peuvent être déplacées d’une demi-journée à plusieurs jours.

---

1. Jean-Olivier Arnaud et Gérard Barsaq, *La dynamisation des ressources humaines à l’hôpital*, ESF éditeur, 1993.

Figure 2. Le carnet codes-actes (extraits)

SOINS TECHNIQUES *5*

30	**LES PRÉLÈVEMENTS**
3001	Prise de sang veineuse
3002	Prise de sang artérielle
3003	Prise de sang au cordon
3004	Microprélèvement
3005	Prélèvement et examen crachats
3006	Prélèvement et examen urines
3007	Prélèvement et examen selles
3008	Prélèvement et examen oreilles
3009	Prélèvement et examen gorge
3010	Prélèvement et examen plaie
3011	Prélèvement et examen vaginal
3012	Prélèvement et examen bronchique
3013	Prélèvement et examen gastrique
3014	Autres prélèv. et examens simples
31	**LES INJECTIONS**
3101	Intramusculaire
3102	Intraveineuse
3103	Sous-cutané
3104	Intradermique-test cutané
3105	Monotest

6

32	**LES PERFUSIONS**
3202	Sang et dérivés
3203	Intraveineuse simple
3204	Seringue électrique
3205	Pompe électrique
3206	Pose de cathéter périphérique
33	**LES PANSEMENTS**
3301	Pansement simple et ablation de fils
3302	Pansement complexe avec drainage ou produits médicamenteux
3303	Mise en place de bandes biflex ou bas de contention
34	**LES EXAMENS OU INTERVENTIONS**
3401	Préparation locale en vue d'une intervention
3402	Installation du malade pour un examen au lit
3403	Manipulation du glucometer pour dextro
3404	Electrocardiogramme
3405	Aide au moment d'un examen ou soin simple
	(Tenir un malade, ponction sternale, lombaire, suture, biopsie jéjunale/hépatique.)

7

3406	Aide pour pose de cathéter central (artériel ou veineux)
3407	Aide pour pose de drain pleural
3408	Aide pour ponction d'ascite
3409	Aide pour dénudation
3411	Aide pour pose de plâtre
3413	Aide pour intubation
3414	Dialyse péritonéale
3416	Mise en traction ou réfection
3417	Mise en traction suspension ou réfection
3418	Aide pour PH métrie (3h ou 24h)
3419	Aide pour manométrie rectale
3420	Aide pour rectoscopie
35	**LES ASPIRATIONS**
3501	Gastrique
3502	Bronchique
3503	Kiné respiratoire
36	**LES POSES OU CHANGEMENTS DE SONDES**
3601	Urinaire
3602	Gastrique
3603	Nasale 02
3604	Rectale

8

37	**LES LAVEMENTS ET LAVAGES**
3701	Lavement
3702	Lavage d'estomac
3704	Lavage vésical
3707	Lavage gastrique continu ou discontinu
38	**ALIMENTATION**
3801	Par sonde à la seringue ou par poche
3802	NEDC (Nutrition entérale débit continu)
39	**LES SOINS EXTÉRIEURS**
3901	Soins des orifices naturels avec produits médicamenteux (nez, bouche, yeux, oreilles)
3902	Soins de la peau avec ou sans produits médicamenteux
40	**RESPIRATION**
4001	Nébuliseur (aérosol...)
4002	Oxygénothérapie
4003	Changement de canule

Ce travail permet au service concerné de mettre en évidence les éléments liés à la flexibilité de ses tâches. C'est à partir de ce constat que le service peut envisager une nouvelle forme d'organisation. Plus les tâches sont flexibles et plus les possibilités de réorganisation sont nombreuses.

Le carnet de recueil (figure 3)

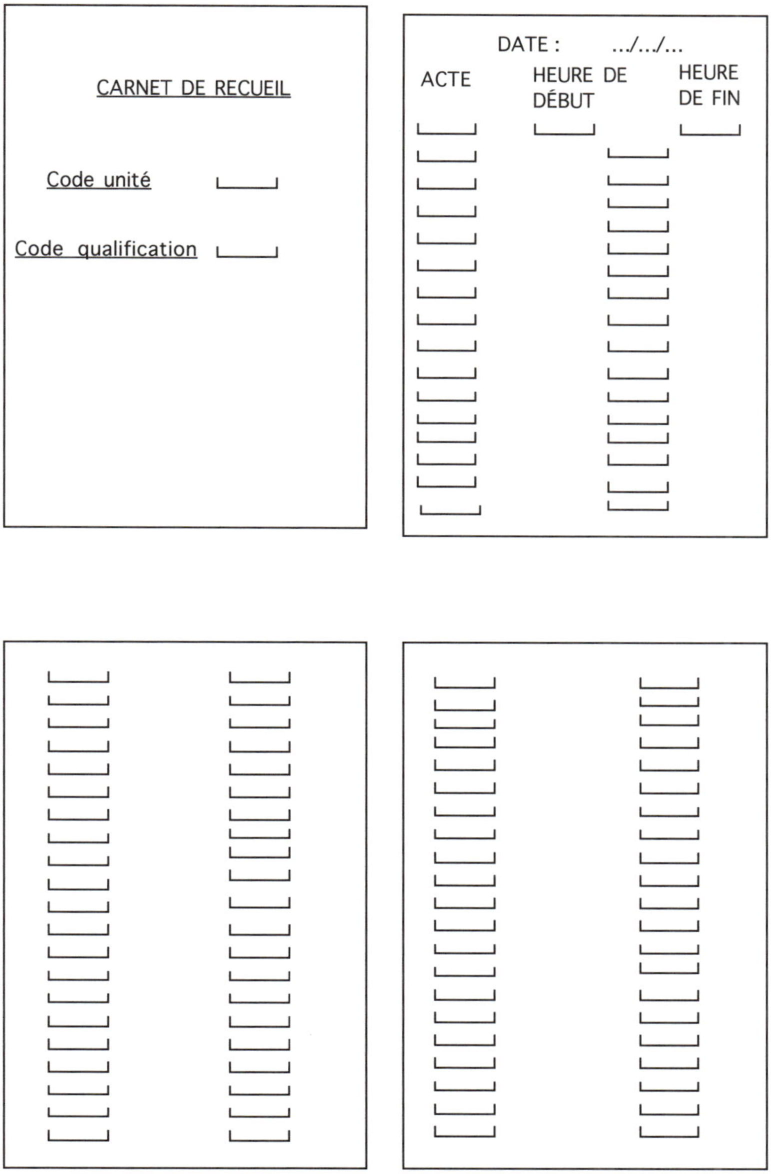

Sur ce document chaque agent reporte :

– la date du jour du relevé,

– son code d'exécutant avec trois lettres et deux chiffres, pour prendre en compte toutes les catégories d'agents travaillant dans le service.

Exemple : Infirmière diplômée d'état
Code qualification : IDE 02

Ainsi le carnet est anonyme. Dans la colonne des actes est inscrit le code de la tâche et la lettre correspondant à la flexibilité de la tâche soit :

F : fixe – M : mobile – S : semi-mobile
Exemple : injection intramusculaire : 3 101 F.

Dans la colonne des heures, l'heure de début est celle du premier acte de la journée, et l'heure de fin de l'acte indiquera l'heure du début de l'acte suivant.

Toute la journée est minutée par l'agent. Il s'agit d'une auto-évaluation.

La méthode de relevé des tâches et des temps est exclusivement quantitative.

De la rigueur du relevé dépend la fiabilité du résultat et la faisabilité de l'aménagement du temps de travail dans le service.

L'étude de la charge ne peut commencer qu'après la mise au point de ces deux outils par les agents de l'unité concernée.

La procédure de mise en place de l'aménagement du temps de travail

Pour mettre en œuvre l'aménagement du temps de travail dans les unités, les étapes suivantes doivent être respectées :

– l'information institutionnelle,

– le choix des services expérimentaux,

– la sensibilisation et la formation des agents de services,

– le relevé des tâches pour l'étude de charge,

– l'exploitation des données et le choix de la formule d'aménagement,

– la réflexion sur la réorganisation du travail,

– la mise en place de l'aménagement du temps de travail,

– l'évaluation,

– l'extension de l'expérience.

L'information institutionnelle

L'aménagement du temps de travail ne peut être envisagé qu'après une information très large au niveau institutionnel. C'est une étape de la démarche indispensable. Elle est réglementaire et elle peut permettre d'obtenir éventuellement un soutien actif au regard du projet mis en œuvre.

Le projet est présenté par le directeur des ressources humaines aux différentes instances :

– commission médicale d'établissement,

– comité technique d'établissement,

– comité d'hygiène de sécurité et des conditions de travail,

– conseil d'administration,

– réunion de direction,

– réunion de cadres.

Le choix des sites expérimentaux

L'introduction d'une nouvelle organisation du temps de travail, par sa complexité et par les profonds changements qu'elle induit à tous les niveaux, limite au départ le nombre de services à prendre en charge. Le choix doit porter sur deux à trois sites expérimentaux, ce qui au regard de la démarche paraît être un bon compromis.

Le groupe de projet choisit les services de soins en fonction de critères précis qui sont les suivants :

– respect des prérequis et notamment la notion de volontariat,

– un « climat social » détendu qui rend le personnel apte à une franche participation,

– un cadre infirmier qui adhère au projet et qui s'implique,

– un chef de service et une équipe médicale bien informée et dont la collaboration est indispensable.

La sensibilisation des agents de services

Les services étant désignés, le cycle de sensibilisation peut se mettre en place. Pour chacun des sites retenus, il est organisé de façon identique

Il se déroule en quatre demi-journées, ce qui permet à l'ensemble du personnel de jour, de nuit, au chef de service, et à certains membres de l'équipe médicale d'être présents.

L'animation des réunions est assurée par le cadre infirmier, l'infirmière générale, le consultant extérieur.

Pour que l'apport soit le même dans chaque réunion, le groupe de pilotage doit réaliser un *kit*, constitué de documents facilitant la présentation du projet et de la méthode (les objectifs de la démarche, les conditions de la réussite, les facteurs favorisants, le choix de la méthode d'étude de charge de travail).

Chaque séance peut être illustrée par la projection du film *Kronos à l'hôpital*. Utilisé comme support, il introduit la notion d'aménagement du temps de travail à l'hôpital et le débat qui ne manquera pas de naître entre les agents et les animateurs.

C'est l'occasion d'exprimer ses inquiétudes et ses craintes face à un fonctionnement nouveau, notamment par rapport à :

- l'introduction d'horaires coupés,
- la diminution des effectifs du service,
- la variation des rémunérations en fonction des heures travaillées.

Pour rassurer et compléter l'information la direction doit :

- répéter clairement les objectifs,
- argumenter,
- convaincre,
- s'engager, en particulier sur le fait que l'expérience peut être interrompue à tout moment si les agents le souhaitent.

Il faut qu'un climat de confiance s'établisse entre le personnel et la direction.

C'est à l'issue de ces réunions de sensibilisation que les agents acceptent de s'engager à leur tour dans l'expérience. Alors la phase de formation au relevé des tâches peut être organisée.

La formation au relevé de tâches

De la même façon que pour la phase de sensibilisation, cette formation se déroule en demi-journées animées par les mêmes personnes au sein des services. Elles s'adressent à l'ensemble du personnel. Le contenu de ces demi-journées identique d'un groupe à l'autre se décompose comme suit :

- Présentation des outils : carnet de tâches codées, carnet de recueil.
- Présentation du travail d'adaptation des outils pour que le carnet de tâches corresponde à l'activité du service.
- Exercice à réaliser sur un cas concret.

L'attention des agents doit être attirée sur la rigueur du relevé de tâches dont dépend la fiabilité de l'étude et la faisabilité de l'aménagement du temps de travail.

Pour permettre aux équipes de s'approprier les outils, il est nécessaire d'organiser une opération blanche sur une journée dans le service.

Cette opération préliminaire permet de mesurer :

– la fiabilité des outils adaptés,

– la maîtrise des outils par les agents,

– la fiabilité de l'exploitation par l'informatique.

Après la formation et la réalisation de l'opération blanche, une réunion est organisée avec l'ensemble du personnel des services concernés. Elle se déroule sur deux demi-journées pour assurer la continuité des soins dans les unités. À ces « réunions passerelles » animées par le consultant sont présents les cadres infirmiers, les infirmières générales, le directeur des ressources humaines, et les chefs de service. Elles sont de nature conviviale et doivent favoriser un principe d'interactivité.

Ces rencontres permettent aux agents de faire part à nouveau des interrogations et des doutes qui subsistent après le cycle de sensibilisation. On constate généralement que le questionnement est le même dans les services concernés par l'expérience et ceci quelle que soit la nature de leur activité[2].

La « mise en commun » du vécu de l'expérience par les équipes génère une synergie au regard du projet qui devient un enjeu pour tous.

Ces rencontres permettent bien souvent de prendre conscience du degré d'implication et de l'enthousiasme qui animent les agents lors de telle démarche.

Le relevé des tâches et l'exploitation des données

D'un point de vue méthodologique et pour la fiabilité des données, il semble nécessaire de prévoir trois relevés de 8 jours correspondant à des périodes de basse, haute et moyenne activité. Ces dernières peuvent être déterminées par l'étude des tableaux de bord du service. Cependant, l'expérience montre que deux relevés de 8 jours peuvent suffire afin d'établir le profil moyen pour une semaine idéale. Il paraît opportun d'éviter de retenir les dates coïnci-

2. À titre d'illustration, le CHU de Tours a organisé de telles séances. Ces rencontres ont été filmées offrant ainsi la possibilité d'exploiter lors de phases ultérieures ce document très riche en échange. Des posters et des bandes dessinées ont été réalisés à l'initiative des agents sur le thème « Comment imaginer votre aménagement du temps de travail ? »

dant avec des périodes de congés officiels. Il est préférable de débuter par une période de basse activité pour que l'équipe en profite pour mieux parachever sa maîtrise du support technique nécessaire au recueil des tâches.

• *L'exploitation des données*

L'exploitation des données s'effectue à partir du cahier des charges défini par le groupe de projet. Les résultats obtenus sont étudiés par les équipes afin de mettre en place l'aménagement du temps de travail dans l'unité.

Le service informatique à partir du cahier des charges élabore un logiciel pour exploiter ces données.

Les documents mis à la disposition des agents sont de trois types :

– la charge de travail cumulée par vingt-quatre heures et par grade (figure 4),
– la charge de travail cumulée par vingt-quatre heures et par flexibilité (figure 5),
– la charge de travail par flexibilité et par grade (figure 6),
– un *listing* des tâches minute par minute (figure 7).

Figure 4. – Charge de travail cumulée par grade
Service de…

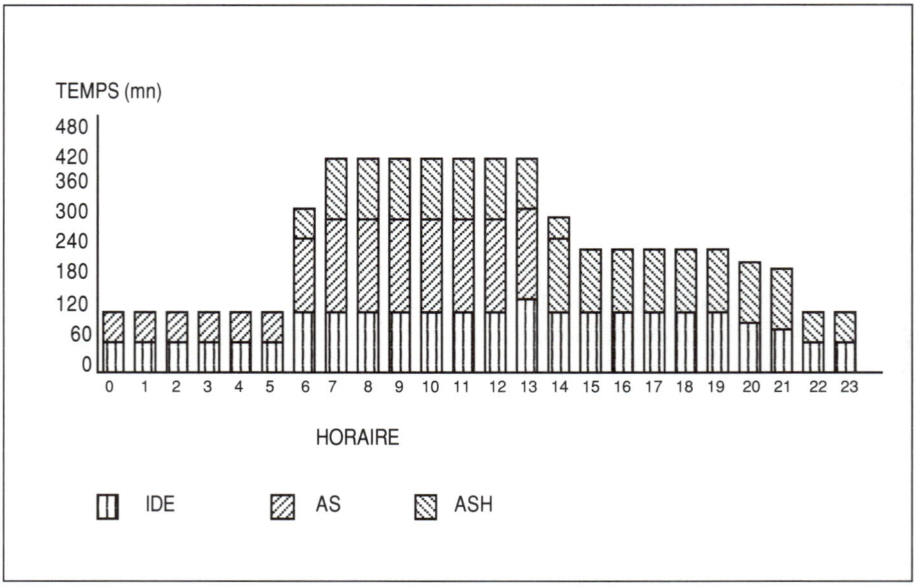

CHARGE DE TRAVAIL CUMULÉE PAR GRADE

Relevé du Service de

HEURE	TÂCHES IDE (en mn)	TÂCHES AS (en mn)	TÂCHES ASH (en mn)	TOTAL
00	60	60	0	120
01	60	60	0	120
02	60	60	0	120
03	60	60	0	120
04	60	60	0	120
05	60	60	0	120
06	120	150	60	330
07	120	180	120	420
08	120	180	120	420
09	120	180	120	420
10	120	180	120	420
11	120	180	120	420
12	120	180	120	420
13	150	180	90	420
14	120	150	30	300
15	120	120	0	240
16	120	120	0	240
17	120	120	0	240
18	120	120	0	240
19	120	120	0	240
20	100	120	0	220
21	90	120	0	210
22	60	60	0	120
23	60	60	0	120
TOTAL	2 380	2 880	900	6 160

Figure 5. – Charge de travail cumulée par flexibilité
Service de…

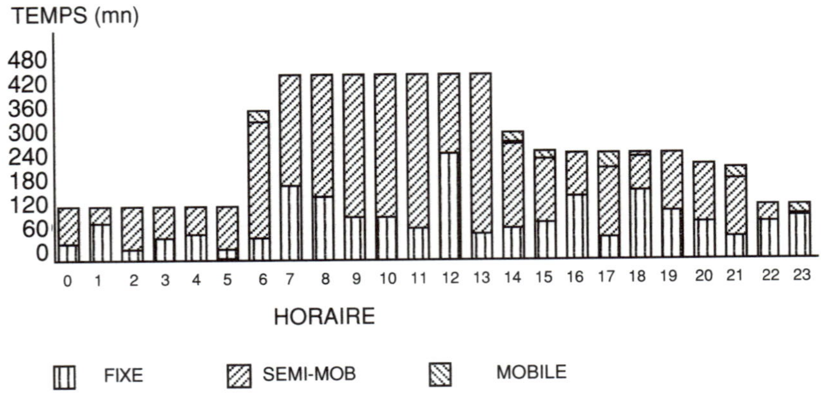

CHARGE DE TRAVAIL CUMULÉE PAR FLEXIBILITÉ

Relevé du　　　　　　　　　　　　Service de

HEURE	TÂCHES SEMI-MOB. (en mn)	TÂCHES MOBILES (en mn)	TÂCHES FIXES (en mn)	TOTAL
00	75	0	45	120
01	39	0	81	120
02	85	10	25	120
03	72	0	48	120
04	66	0	54	120
05	75	13	32	120
06	261	20	49	330
07	267	0	153	420
08	287	0	133	420
09	339	0	81	420
10	338	0	82	420
11	351	0	69	420
12	180	0	240	420
13	365	0	55	420
14	205	30	65	300
15	148	18	74	240
16	98	0	142	240
17	168	32	40	240
18	72	17	151	240
19	125	10	105	240
20	121	10	89	220
21	124	36	50	210
22	35	0	85	120
23	10	20	90	120
TOTAL	3 906	216	2 038	6 160

Figure 6. – Charge de travail IDE par flexibilité
Service de…

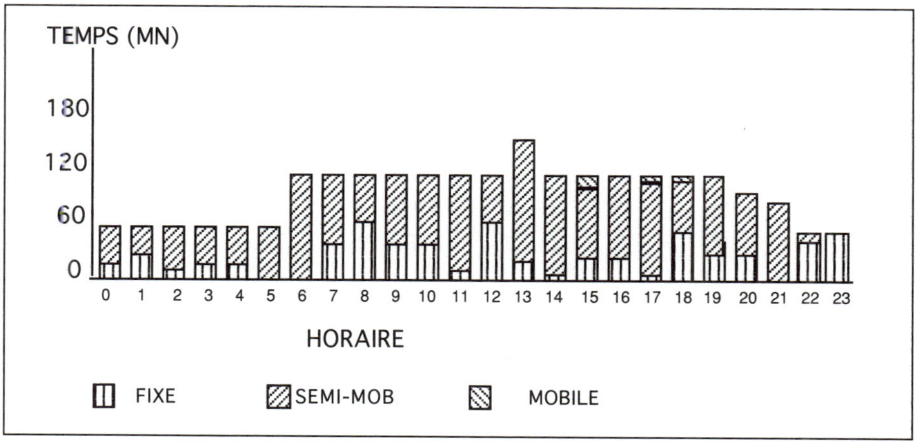

CHARGE DE TRAVAIL IDE PAR FLEXIBILITÉ

Relevé du Service de

HEURE	TÂCHES SEMI-MOB. (en mn)	TÂCHES MOBILES (en mn)	TÂCHES FIXES (en mn)	TOTAL
00	44	0	16	60
01	34	0	26	60
02	52	0	8	60
03	47	0	13	60
04	48	0	12	60
05	60	0	0	60
06	116	0	4	120
07	72	0	48	120
08	52	0	68	120
09	74	0	46	120
10	76	0	44	120
11	112	0	8	120
12	45	0	75	120
13	130	0	20	150
14	115	0	5	120
15	78	13	29	120
16	91	0	29	120
17	108	7	5	120
18	52	7	61	120
19	90	0	30	120
20	71	0	29	100
21	90	0	0	90
22	13	0	47	60
23	0	0	60	60
TOTAL	1 670	27	683	2 380

Figure 7

HEURE	IDE 01	IDE 02	IDE 03	IDE 04	IDE 05
14 h 10	6403 F	7104 S	7105 F	3206 S	6402 M
14 h 11	6403 F	7104 S	7105 F	3206 S	6402 M
14 h 12	6403 F	7104 S	7105 F	3206 S	6402 M
14 h 13	6403 F	7104 S	7105 F	3206 S	6402 M
14 h 14	6403 F	7104 S	7105 F	3206 S	6402 M
14 h 15	6403 F	6705 M	5102 S	3206 S	6402 M
14 h 16	6403 F	6705 M	5102 S	6103 S	6402 M
14 h 17	6403 F	6705 M	5102 S	6103 S	6402 M
14 h 18	6403 F	6705 M	5102 S	6103 S	6402 M
14 h 19	6403 F	6705 M	5102 S	6103 S	6402 M
14 h 20	6902 F	6705 M	5102 S	6103 S	7105 F
14 h 21	6902 F	6705 M	5102 S	6103 S	7105 F
14 h 22	6902 F	6705 M	5102 S	6103 S	7105 F
14 h 23	6902 F	6705 M	5102 S	6103 S	7105 F
14 h 24	6902 F	6705 M	5102 S	6103 S	7105 F
14 h 25	6902 F	6705 M	5102 S	6902 F	7105 F
14 h 26	6902 F	6705 M	5102 S	6902 F	7105 F
14 h 27	6902 F	6705 M	5102 S	6902 F	7105 F
14 h 28	6902 F	6705 M	5102 S	6902 F	7105 F
14 h 29	6902 F	6705 M	5102 S	6902 F	7105 F
14 h 30	3207 F	6705 M	5102 S	4801 M	7001 F
14 h 31	3207 F	6705 M	5102 S	4801 M	7001 F
14 h 32	3207 F	6705 M	5102 S	4801 M	7001 F
14 h 33	3207 F	6705 M	5102 S	4801 M	7001 F
14 h 34	3207 F	6705 M	5102 S	4801 M	7001 F
14 h 35	3207 F	6705 M	5102 S	4801 M	7001 F
14 h 36	3207 F	6705 M	5102 S	4801 M	7001 F
14 h 37	3207 F	6705 M	5102 S	4801 M	7001 F
14 h 38	3207 F	6705 M	5102 S	4801 M	7001 F
14 h 39	3207 F	6705 M	5102 S	4801 M	7001 F
14 h 40	6902 F	6705 M	5102 S	4801 M	6412 M
14 h 41	6902 F	6705 M	5102 S	4801 M	6412 M
14 h 42	6902 F	6705 M	5102 S	4801 M	6412 M
14 h 43	6902 F	6705 M	5102 S	4801 M	6412 M
14 h 44	6902 F	6705 M	5102 S	4801 M	6412 M
14 h 45	7104 M	6705 M			6412 M
14 h 46	7104 M	6705 M			6412 M
14 h 47	7104 M	6705 M			6412 M
14 h 48	7104 M	6705 M			6412 M

L'ensemble de ces documents permet à l'équipe soignante d'analyser les résultats, de choisir une formule d'aménagement du temps de travail et, en fonction de ce choix, de réorganiser éventuellement le travail au sein du service.

• *L'analyse et le choix d'une formule d'aménagement du temps de travail*

Afin d'aider les équipes à analyser les résultats, un guide d'exploitation, réalisé par le groupe de projet, est fourni aux agents. Des réunions sont organisées au sein du service afin de le présenter à l'ensemble du personnel concerné. Ces réunions sont animées par le cadre infirmier du service, un représentant du groupe de projet ayant participé à l'élaboration du logiciel avec le service informatique et le consultant extérieur.

Ce *kit* pédagogique est constitué de tableaux, de graphiques et de *listings*.

L'objectif de cette démarche d'accompagnement est double :

– présenter, expliquer, analyser les documents avec les équipes,

– réunir les quatre conditions indispensables à la réussite de l'expérience :

• responsabilisation,

• participation,

• concertation,

• compréhension du personnel.

Ce travail en commun développe la motivation des agents et favorise la réflexion sur l'organisation du travail dans le service.

L'analyse de la charge permet de déterminer le seuil de sécurité correspondant à l'effectif minimum présent par jour et par grade.

On définit le seuil de sécurité comme un stock d'heures arrondi au nombre d'heures immédiatement supérieur équivalent à un nombre entier d'agents temps plein (figure 8 page suivante).

Dans l'exemple ci-dessous, le « noyau dur » de la charge de travail est égal à 80 minutes sur la période 7 heures-8 heures. Un agent travaille 60 minutes par heure. Pour effectuer 80 minutes, deux agents sont nécessaires.

Le potentiel de travail de deux agents est de 120 minutes. L'écart entre le potentiel et le seuil de sécurité est le temps pendant lequel une partie des tâches semi-mobiles et mobiles est effectuée, le reste étant réparti différemment sur l'ensemble de la journée.

Figure 8

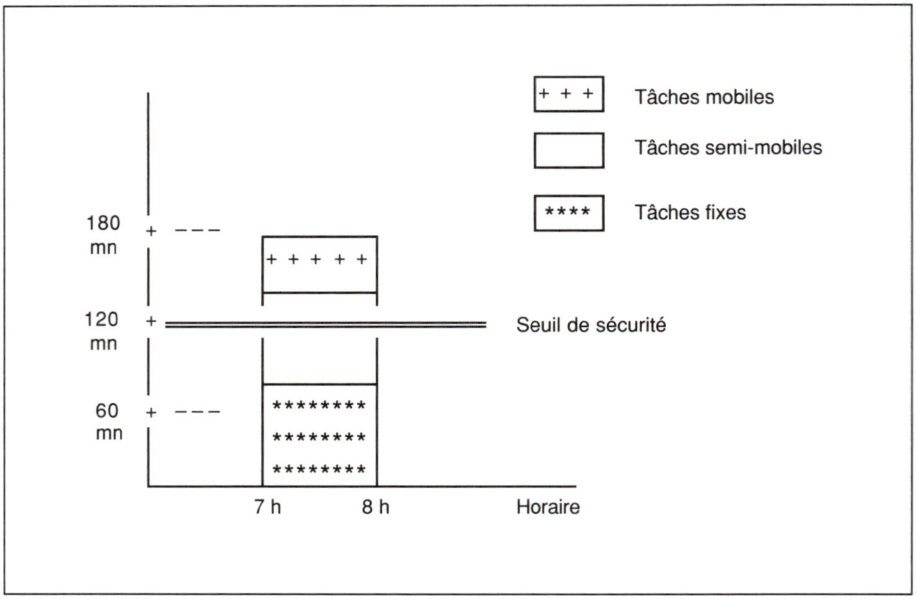

Dans cet exemple, sans aménagement du temps de travail, trois agents sont obligatoirement présents. En aménagement, la présence de deux agents suffit, le troisième pouvant aménager son temps.

Le seuil de sécurité, pour la journée et la semaine, est déterminé pour chacun des grades selon la même méthode.

Ce travail permet à l'équipe de choisir la formule d'aménagement du temps de travail la plus adaptée.

• *La réorganisation du travail*

L'étape suivante est celle de la réorganisation du travail. Pour aménager le temps, il est nécessaire de jouer sur la flexibilité des tâches, mais aussi sur les habitudes internes et externes de l'unité. Plus les paramètres sont nombreux, plus les potentialités d'aménagement sont importantes.

Ainsi l'aménagement du temps de travail n'est pas l'affaire d'un service, mais celle de l'institution tout entière, et plus particulièrement de tous les services logistiques prestataires de l'unité de soins. Il est donc nécessaire de mesurer l'impact de tout changement au regard du fonctionnement des autres services, d'en prendre la mesure et de rendre l'ensemble cohérent.

Des propositions d'organisation sont formulées par l'équipe et le cadre après une réflexion sur l'organisation du service et du travail de chacun.

Les expériences décrites montrent que les modifications en matière d'organisation ne sont pas sans conséquence. Citons à titre d'exemple les changements induits dans le service par l'exploitation des données présentées sur les figures 4 à 7 :

– Un réveil plus tardif des personnes hospitalisées permettant de différer dans le temps le petit déjeuner, la toilette, l'ouverture des volets…

– Le dîner servi à 19 heures soit une 1/2 heure plus tard.

– La prise en charge immédiate des hospitalisés à leur arrivée. L'adaptation des effectifs à la charge permettant de réduire les temps d'attente.

– La modification de la planification des visites des médecins et des consultations.

– Les transmissions orales et écrites prises en relais pour favoriser l'échelonnement des arrivées et des départs des agents.

Ces changements permettent une répartition plus rationnelle des moyens en personnel sur la journée, et améliorent la qualité des prestations de l'unité.

Toutes les propositions tendant à modifier l'organisation dans cet esprit doivent être validées par le cadre, le chef de service, la direction du service infirmier, et la direction des ressources humaines.

• *La mise en place de l'aménagement du temps de travail*

Lorsque l'étude de la charge est effectuée, le seuil de sécurité défini, la réorganisation du travail mise en œuvre, il est temps de concrétiser l'expérience par la formule d'aménagement du temps de travail la plus adaptée au service.

Pour ce faire, il est nécessaire que tous les membres de l'équipe négocient en tenant compte des éléments susceptibles de modifier la charge de travail : jours « critiques », présence des élèves, arrêts maladie et absences diverses. Ils déterminent jour par jour le seuil de sécurité et établissent leur premier module de base de gestion. Au début, par manque d'habitude cette négociation demande un certain temps.

Le décompte des heures effectuées par les agents peut se faire manuellement, suivant des procédures qui varient d'un service à l'autre. Ceci dit, un système de *badgeuse* informatisée paraît mieux adaptée à ce type de gestion du temps de travail. D'ailleurs, au regard des expériences, les agents souhaitent l'installation de ce type de système dont l'élément de base, la carte à puce, est aujourd'hui bien intégré dans notre fonctionnement quotidien. À cet effet, il faut noter que la banalisation de son utilisation a pour conséquence de démystifier le *badgeage* si besoin est.

La durée de mise en œuvre d'une expérience de ce type peut varier d'un hôpital à l'autre. Cependant, au regard de la méthodologie utilisée et en ne négligeant aucune des étapes décrites, douze mois sont nécessaires pour mener une première expérience à terme :

• trois mois pour :
– constituer le groupe de projet,
– réfléchir et élaborer avec le consultant extérieur la stratégie de mise en œuvre dans le cadre d'une « formation-action »,
– rédiger un avant-projet à l'intention de la direction et validé par celle-ci,
– nommer un chef de projet,
– mener à bien les étapes de l'information.

• trois mois pour :
– réaliser les séances de sensibilisation,
– présenter la méthode de relevé de tâches et l'étude de charge de travail,
– former les agents au relevé de tâches pour la « journée blanche »,
– organiser les « journées passerelles » si plusieurs sites sont concernés.

• trois mois pour :
– réaliser le relevé de tâches sur les deux ou trois semaines non consécutives,
– exploiter et analyser les résultats.

• trois mois pour :
– réorganiser le travail,
– élaborer le premier module de gestion.

L'évaluation de l'expérience

Après un laps de temps qui peut varier, il est indispensable d'effectuer un bilan de l'opération sur les sites expérimentaux. Cette évaluation doit porter sur les trois éléments du triptyque dont nous avons parlé précédemment, les usagers, les agents et l'institution[3].

---

3. Cf. en annexe les exemples de questionnaires d'évaluation réalisés par le comité d'évaluation de l'aménagement du temps de travail au CHU de Tours à destination des agents, des usagers et des cadres. Ces questionnaires participent à une démarche d'évaluation globale mise en place par le groupe de référence pilotant le développement de l'aménagement du temps de travail au sein de l'établissement. Ces questionnaires s'accompagnent d'un guide d'entretien précisant pour chaque question les objectifs à atteindre pour les enquêteurs préalablement formés à cet effet.

Il est parfois difficile de faire une évaluation significative auprès des usagers car la mesure nécessite que les personnes interrogées aient été prises en charge avant la mise en place de l'aménagement du temps de travail dans le service ou l'unité. L'objectivité dépend naturellement des indicateurs d'évaluation de l'action.

Cependant, l'étude d'un certain nombre de critères donne des indications non négligeables en matière d'évaluation :

- l'analyse des questionnaires remplis par les personnes hospitalisées à leur sortie,
- l'analyse d'entretiens réalisés en cours d'hospitalisation destinés à mesurer la qualité des prestations offertes,
- l'étude de l'absentéisme,
- l'étude de l'« image » et de l'attractivité du service après la mise en place de l'aménagement du temps de travail (demandes de stages, interventions dans les écoles, colloques, congrès, visiteurs, sollicitations extérieures),
- l'étude des mouvements de personnel, du taux de rotation,
- l'étude de questionnaires remplis par les agents destinés à mesurer le degré de satisfaction relatif à la mise en place de l'aménagement.

Les expériences menées ici ou là laissent apparaître, nous l'avons déjà souligné, un bilan largement positif.

Pour l'usager :

- une amélioration sensible de la qualité des soins liée à l'adéquation entre l'effectif présent et la charge de travail,
- une plus grande disponibilité du personnel au regard de sa prise en charge,
- des soins adaptés et personnalisés, prenant mieux en compte ses habitudes de vie.

Pour le personnel :

La pratique de l'aménagement induit des effets sur les conditions de vie au travail. Les agents paraissent plus épanouis dans leur vie professionnelle, plus disponibles, moins fatigués, moins stressés. Ils se sentent d'autant plus responsables qu'ils possèdent un certain pouvoir sur l'organisation de leur travail. Ce souffle de liberté est très motivant.

Pour l'institution :

L'aménagement du temps de travail participe à l'amélioration des conditions de travail des agents. Il permet une flexibilité plus importante des effectifs.

On constate généralement une baisse de l'absentéisme. On assiste à un décloisonnement des services. La gestion informatisée offre un suivi fiable du personnel par rapport au temps de travail.

L'extension de l'expérience

L'extension à d'autres sites ne peut s'envisager que si l'expérience est positive, connue et reconnue. Il est plus facile d'engager d'autres services dans la démarche lorsque l'expérience mise en place est positive et bien ressentie par les agents. Ceux-ci sont d'ailleurs d'excellents vecteurs de communication. Les rencontres sont fréquentes entre les agents désirant s'engager dans la démarche et ceux qui la vivent au quotidien depuis un certain temps.

Les équipes de nuit doivent toujours être intégrées, même si l'expérience des sites expérimentaux montre qu'il est plus facile de fonctionner en aménagement du temps de travail de jour que de nuit. La souplesse tolérée en début et en fin de nuit permet la participation de l'équipe de nuit au projet du service.

L'extension doit se faire sur les services géographiquement à proximité des sites expérimentaux pour favoriser l'effet de « contagion ». En aucun cas, il ne faut procéder à une généralisation hâtive ou trop rapide.

Le groupe de projet initial reste le référent méthodologique. Les cadres ayant la responsabilité des nouveaux sites suivent une formation-action de trois jours, portant sur les aspects théoriques de l'aménagement du temps de travail et sur la méthode mise au point dans l'établissement.

La démarche appliquée doit être la même que pour les sites expérimentaux. Chaque nouveau service peut être parrainé par un membre du service qui fonctionne déjà en aménagement du temps de travail. Le parrainage dure le temps de la mise en place. Le parrain intervient lors des séances de sensibilisation et de formation. Il est le correspondant du service avec le groupe de projet.

La phase d'extension est une étape délicate. Elle demande une très grande vigilance de la part du groupe de projet, qui peut y trouver moins d'intérêt et moins d'attrait parce que la méthode a fait ses preuves. La recherche expérimentale est souvent plus engageante et plus attrayante que la répétition. Il faut toujours se comporter comme si c'était la première fois et avoir la patience de faire cheminer les équipes et de les accompagner avec autant d'attention.

Chapitre 6

Les acteurs : conséquences, mise en scène et jeux de rôle

L'ensemble des expériences mises en œuvre dans les hôpitaux montre que le bilan des opérations liées à l'aménagement du temps de travail est positif, même s'il est difficile de le quantifier et d'en évaluer les résultats.

En tenant compte des caractéristiques et des spécificités de l'activité hospitalière, l'aménagement du temps de travail milite, nous l'avons vu précédemment, pour une *meilleure efficacité du service public.*

En effet, il permet :

- une adaptation plus souple du cadre législatif et réglementaire aux établissements parce qu'il impose une négociation avec les différents partenaires sociaux, ou, et c'est souvent le cas, directement avec le personnel concerné dans les services par ce type d'expérimentation ;
- l'amélioration de la qualité du service rendu par la mise à plat de l'organisation du travail, la redéfinition de la qualité des soins ou des prestations lors de la mise en œuvre de nouveaux modes d'organisation, d'accueil et de prise en charge, de nouvelles plages horaires ;
- de mettre en évidence les gisements de productivité par l'analyse de la charge de travail sur une période significative ;
- de repérer les causes liées à l'absentéisme et, par voie d'analyse, de les prévenir.

De la même façon, l'aménagement du temps de travail favorise une *meilleure réactivité de la structure à l'environnement* social et économique qui se fait de plus en plus contraignant, parce qu'il permet :

- l'adaptation du personnel aux différents rythmes de travail et aux fluctuations de la charge de travail ;

– la mise en place de plans d'actions pour faire face aux variations de charge, la planification des équipements ou la conduite de projets.

Enfin, l'aménagement du temps de travail offre la possibilité de *prendre en compte les aspirations sociales* des salariés et permet ainsi de concilier les intérêts des acteurs engagés dans la démarche et les exigences de la structure permettant son fonctionnement.

Cependant, la diversité des enjeux, des intérêts et des formules possibles en la matière oblige à identifier ce que chacun des acteurs engagés dans ce type de démarche envisage de perdre ou de gagner dans la mise en scène d'une telle expérience. Les réalisations conduites sur le terrain montrent les avantages et les inconvénients qui peuvent être perçus et utilisés par les différents partenaires impliqués dans la démarche. Dans un premier temps, quatre tableaux nous permettront de mesurer et de présenter, de façon non exhaustive, l'ensemble des conséquences perçues de façon positive ou négative par la direction, les cadres, les salariés et les représentants du personnel. Puis, dans un second temps, et au-delà des arguments utilisés par les uns et les autres au regard des changements attendus, il sera nécessaire de mettre en lumière de façon plus précise le rôle du cadre et la contribution du consultant extérieur, ainsi que les conséquences de leur action quant à la mobilisation des équipes et la réussite d'un tel projet.

Conséquences et mise en scène des acteurs

Les tableaux[1] qui suivent seront utiles à ceux qui voudront mettre en œuvre ou accompagner ce type de démarche, parce qu'ils leurs donneront les éléments qui militent pour une telle expérience, mais aussi parce qu'ils leur permettront, le cas échéant, de faire face aux questions, aux objections, voire aux contradictions qui ne manqueront pas d'être développées lors de toute sensibilisation. De plus, au travers de ces perceptions s'expriment souvent des risques réels et des craintes relatives à toute démarche de changement.

1. Cette classification est inspirée du dossier déjà cité précédemment : « L'aménagement du temps de travail – la réponse de l'expérience », *Entreprise & Personnel*, sous la direction de Jean Noharet, réalisé par Institut d'études et de développement, Paris, 1986.

LA DIRECTION

Conséquences perçues de façon

positive

- amélioration de l'image de marque sociale par le souci de contribuer à une meilleure qualité de vie
- réponse aux aspirations sociales des collaborateurs
- recherche de la performance
  - gain de productivité par une augmentation de la flexibilité
  - adéquation du cycle productif au développement commercial et au positionnement recherché
- amélioration de la qualité des prestations par une augmentation de la durée d'amplitude du service et de la disponibilité des agents
- réponse à la politique engagée en matière d'aménagement du temps de travail et aux incitations gouvernementales
- expérimenter de façon pragmatique des processus de changement et d'adaptation à la modernité
- mise en œuvre d'une démarche managériale de projet de service, basée sur la négociation et le principe de volontariat
- réduction de l'absentéisme

négative

- risque de création de nouveaux droits acquis, octroi d'avantages aux salariés : image de gestion laxiste aux yeux de certains hiérarchiques
- risque de rigidité au regard de la réglementation et des règles du jeu pour éviter les dysfonctionnements
- difficultés à gérer les différences entre les services
- mode de gestion plus lourd des effectifs et obligation d'adapter ou de transformer certaines règles institutionnalisées
- mettre en œuvre un principe de contrepartie au risque de heurter les partenaires sociaux qui y sont opposés
- crainte d'un manque d'adaptation en matière d'organisation et de sécurité

LES CADRES

Conséquences perçues de façon

positive	négative
• opportunité pour sensibiliser et mobiliser les collaborateurs dans une démarche de changement concernant l'organisation du travail	• difficulté à contrôler et animer le processus de mise en œuvre et son suivi
• plus de souplesse au regard des variations de charge de travail	• gestion plus complexe devant la diversité des demandes
• faciliter la gestion des absences quelle qu'en soit la nature en développant la mobilité et le principe de polyvalence	• mesurer, adapter, appliquer les règles du jeu à toute démarche d'aménagement du temps de travail notamment en matière de sécurité
• introduire une dynamique pour améliorer le climat social	• gérer certaines demandes incompatibles avec les contraintes du service
• conduire et participer à une démarche innovante	• difficulté à *manager* le changement et à gérer la remise en cause des pratiques d'accueil et de prise en charge des malades
	• risque de dégradation du climat social par la mise en œuvre d'une dynamique compétitive

LES SALARIÉS

Conséquences perçues de façon

positive

- réponse aux aspirations sociales exprimées depuis quelques années sur la gestion du temps de travail
- possibilité d'un meilleur équilibre entre le temps de vie au travail et le temps de vie personnel
- autonomie et solidarité au regard de la charge de travail
- offre la possibilité de rompre la monotonie d'un cycle de travail parfois contraignant
- sentiment d'appartenir à un service innovant en matière de changement
- meilleure intégration des temps partiels
- « disponibilité » prise en compte par un système de gestion plus rigoureux

négative

- marginalisation du service par la mise en œuvre de conditions de travail différenciées
- ensemble des peurs afférentes à toute démarche de changement
- risque de conflits dans l'équipe si les avantages liés à l'aménagement du temps de travail profitent toujours aux mêmes
- peur de devoir négocier des contreparties importantes pour bénéficier des avantages de l'aménagement du temps de travail
- peur que le système soit par trop laxiste et pas assez contrôlé
- peur de se voir imposer des horaires coupés, des pertes de rémunérations…

LES REPRÉSENTANTS DU PERSONNEL

Conséquences perçues de façon

positive

- possibilité de coller aux attentes des salariés et de participer à une démarche innovante
- offre un cadre de négociation et la possibilité de devenir des relais institutionnels
- réponse à des campagnes nationales au regard de la gestion du temps de travail
- favorise l'intégration du temps de travail partiel

négative

- risque d'éclatement de la communauté de travail
- règles de vie collective revendicatives plus complexes à gérer
- danger de « surexploitation » des salariés par une mobilité obligatoire, un principe d'horaires particuliers imposés et une dégradation des conditions de travail
- risque de voir se développer des pressions pour susciter des vocations parmi les services « volontaires désignés »
- crainte que l'analyse des charges ne soit qu'un alibi pour supprimer des postes, augmenter la productivité des collaborateurs au détriment du service rendu

Ces tableaux peuvent servir de guide et de support de discussion pour analyser avec l'équipe, au niveau du service, les perceptions des différents acteurs au regard de toute expérience liée à l'aménagement du temps de travail.

Cette approche pédagogique, notamment lors des phases de sensibilisation, permettra de minimiser les conséquences perçues de façon négative, de lever progressivement les oppositions et les craintes, qui ne manquent pas de naître lors de la mise en œuvre d'une telle démarche, et de trouver des formules adaptées au contexte du service ou de l'établissement.

Le rôle du cadre et la contribution du consultant extérieur

Ce que nous avons vu précédemment doit permettre de repérer le positionnement des différents acteurs les uns par rapport aux autres. Cependant, pour compléter cette mise en scène, il est nécessaire, comme nous l'avons déjà précisé, de mettre en lumière les jeux de rôle qui sont au cœur de la réussite d'un tel projet.

Le rôle du cadre

Comme dans toute démarche inhérente à un processus de changement, le cadre infirmier joue un rôle capital dans la mise en place de l'aménagement du temps de travail au sein de son unité ou de son service. L'accompagnement d'une expérience de ce type lui offre la possibilité d'exprimer :

– ses compétences en matière de gestion et de dynamisation des équipes,

– son aptitude à l'animation et à la valorisation de ses collaborateurs,

– sa pratique de la concertation sous toutes ses formes.

Ce rôle présente différents aspects qu'il convient de décrire :

Un rôle de médiation

Le cadre infirmier est un relais et un médiateur. Il est en prise directe avec le terrain et doit quotidiennement faire face aux préoccupations, aux interrogations et aux craintes de l'équipe. Cet effet de proximité doit lui permettre d'énoncer clairement le projet, d'en développer les enjeux, les intérêts et les conséquences pour les différents partenaires impliqués dans la démarche. Il est naturellement le mieux placé pour mesurer le degré d'implication et d'engagement de l'équipe.

C'est l'interlocuteur privilégié des agents. Il doit à tout moment les écouter, les rassurer, les former et les accompagner tout au long du processus de changement. Parce qu'il est à même de percevoir, de décoder et d'analyser leurs réactions, le cadre est le relais indispensable du groupe de projet. Les informations qu'il peut éventuellement transmettre permettent de réajuster et de développer de nouvelles stratégies, de maîtriser les incidences du changement engendrées par la mise en place de l'aménagement.

Il est donc impératif que le cadre adhère à l'ensemble de la démarche puisqu'il est le maître d'œuvre du projet sur qui repose en partie sa réussite.

Un rôle d'animation et de dynamisation

Tout au long de la démarche, le cadre infirmier devra animer et contrôler le processus de mise en œuvre et le suivi de l'expérience. Des qualités en matière de conduite de réunion et de dynamique de groupe sont essentielles lors des séances de sensibilisation et de formation auprès des agents. En un mot, c'est un animateur qui devra veiller à accompagner son groupe vers la fonction de production la plus efficace possible en maintenant l'équilibre entre les aspirations de chacun et les contraintes inhérentes aux principes de qualité liés aux missions du service.

La responsabilité des agents est telle, au regard de la prise en charge des malades, qu'il est rare que le cadre doive faire face à des demandes vraiment incompatibles avec les contraintes et la vie de l'équipe. Toutefois, ses capacités de négociation et ses compétences en matière de gestion des litiges lui seront très utiles lors de l'élaboration des modules de base de gestion pour arbitrer et équilibrer les demandes individuelles des agents qui peuvent être très diversifiées.

Toute démarche liée à l'aménagement du temps de travail nécessite, nous l'avons précisé par ailleurs, une réflexion de fond sur l'organisation du travail. Le rôle du cadre est prépondérant lors des étapes qui remettent en cause les habitudes ancrées depuis de longues années. Il doit, par son attitude dynamisante, appréhender de nouvelles perspectives de fonctionnement tout en faisant preuve de réelles capacités à vaincre les obstacles et la résistance au changement.

Un rôle de leader

Les agents ont des attentes très fortes qui se manifestent le plus souvent par des exigences en matière de sécurité. Ainsi, et il en est de même dans toute démarche liée à un processus de changement, le cadre doit s'impliquer, rassurer, motiver et stimuler l'équipe en permanence. Il doit, notamment au moment des propositions relatives à la réorganisation du travail, guider et orienter la réflexion vers les changements attendus en maintenant un climat de sécurité indispensable à la réussite de l'opération.

En fait, c'est d'un véritable *leader* dont l'équipe a besoin. C'est un rôle difficile qui demande des qualités et des compétences managériales affirmées.

En effet, le cadre infirmier doit, en permanence, mettre tout en œuvre pour développer la dynamique de son équipe, maintenir l'énergie et la bonne entente du groupe qui peut se détériorer lors des négociation destinées à construire les modules de base de gestion, en particulier, lors des premiers modules. Pendant cette période d'apprentissage, certains conflits peuvent émerger au sein de l'unité ; le cadre devra les gérer en respectant la plus grande équité entre les membres de son équipe.

Il doit être vigilant et saisir toutes les opportunités qui peuvent favoriser l'adhésion des agents au projet. C'est la garantie d'une meilleure participation.

Il doit être attentif aux propositions des agents, lorsqu'elles sont compatibles avec les contraintes du service, afin de faire de ceux-ci les acteurs de leur propre changement.

Pour ce faire, et il faut insister sur ce point, le cadre a besoin d'être soutenu par ses supérieurs hiérarchiques, cadre supérieur infirmier, infirmière générale et le groupe de projet.

Ce soutien actif lui permettra de se positionner clairement face à son équipe et au corps médical afin de favoriser le partenariat indispensable à la réalisation de la mise en place de l'aménagement du temps de travail.

Au-delà des aptitudes techniques et de la maîtrise méthodologique liées au poste, un certain nombre de qualités tenant pour l'essentiel à l'état d'esprit du cadre nous paraissent indispensables pour conduire une telle opération :

- son attitude associative et ses capacités de synthèse, parce qu'à tout moment, il devra accompagner l'équipe dans ses choix et dans ses préconisations ;
- sa capacité d'adaptation et de médiation, parce qu'à tout moment des problèmes de dynamique peuvent venir perturber le bon déroulement de l'expérience ;
- sa disponibilité, car il devra accompagner le projet en totalité en tant que conseil, formateur, informateur, animateur pour la cohérence et l'unité de la démarche. L'énergie ne doit pas manquer ;
- son impact auprès des agents, ses qualités relationnelles et son aptitude à convaincre l'équipe ;

– ses aptitudes à vaincre les difficultés et la résistance au changement car les obstacles et les embûches ne manquent pas dans la mise en œuvre d'une telle démarche ;

– sa connaissance du terrain qui reste un des éléments déterminant de la réussite du projet. C'est un cadre de proximité qui doit appréhender les situations professionnelles et les préoccupations des agents.

Enfin, et ce n'est pas paradoxal avec ce qui vient d'être dit, ses aptitudes à prendre du recul au regard de ce même terrain lui permettront d'engager l'institution de par les responsabilités qui lui sont imparties.

On le voit, la compétence intrinsèque ne suffit pas, il s'agit avant tout d'un état d'esprit. C'est la personnalité du cadre, sa volonté et son adhésion au projet qui devront guider le choix des décideurs pour les sites retenus et qui s'ajouteront aux critères que nous avons développés par ailleurs.

La contribution du consultant extérieur

Comme dans tout processus de changement lié à la gestion des ressources humaines, la contribution du consultant extérieur apparaît déterminante. L'aménagement du temps de travail n'échappe pas à cette règle.Toutes les expériences significatives en la matière démontrent qu'il est nécessaire de mettre en œuvre une démarche progressive, accompagnée, pilotée et constructive.

Pour ce faire, choisir le bon interlocuteur n'est pas toujours facile. Si les critères de sélection du consultant ne sont pas figés, il semble cependant que la connaissance et la pratique du milieu hospitalier soient une clé de réussite au regard de la méthode préconisée. En effet, à tout moment, les soignants seront des interlocuteurs directs.Le consultant devra négocier, entendre, écouter, convaincre les équipes, gérer les conflits engendrés pendant la période d'apprentissage, être un interlocuteur crédible pour le corps médical. Dès le début de l'opération, les décideurs devront être particulièrement attentifs à la relation de confiance qui doit naturellement s'établir avec les membres du groupe initial de projet, car celle-ci constitue la base de la réussite d'une expérience de ce type.

Les responsables définiront la mission du consultant en fonction des objectifs suivants :

– accompagner l'élaboration d'une démarche expérimentale en matière d'aménagement du temps de travail ;

– sensibiliser l'ensemble du personnel à l'aménagement du temps de travail, en particulier dans les unités pilotes ;

– former aux modalités de recueil des données nécessaires à la fiabilité du relevé des tâches ;

– aider à l'exploitation des relevés de tâches ;

– former aux modalités pratiques d'aménagement du temps de travail.

Sans élaborer un cahier des charges précis, repérons brièvement, au regard des différentes phases d'élaboration du projet, ce que les acteurs engagés dans la démarche peuvent attendre d'une prestation extérieure.

La formation-action

Au cours de cette première étape, le groupe de projet prévoit les étapes et la mise en place de l'expérimentation. C'est un groupe de décision, nous l'avons vu, qui se réunit de façon régulière, pour mettre en œuvre et assurer le suivi de l'ensemble des actions entreprises.

Ce groupe, dans un premier temps, doit être formé et sensibilisé aux questions touchant à l'aménagement du temps de travail. Animée par le consultant, pour une durée de deux fois deux jours, cette formation-action s'organise de la façon suivante :

– Le premier module est consacré aux approches théoriques et à la présentation des expériences en matière d'aménagement du temps de travail. Le rôle du consultant, au cours de ce module de sensibilisation, est de permettre aux cadres d'approcher les concepts relatifs à l'aménagement du temps de travail, d'apprécier les expériences menées dans les hôpitaux et de réfléchir sur la mise en place d'une stratégie en matière d'aménagement du temps de travail sur le site local.

– Le second module permettra au groupe, à partir des acquis et des réflexions menées, de définir les moyens de son action, ses objectifs, les possibilités de mise en œuvre d'une politique en matière d'aménagement du temps de travail pour les sites considérés.

Le consultant accompagne le groupe dans l'élaboration de cette démarche expérimentale et dans la rédaction d'un rapport de projet, présenté à la direction générale selon un calendrier prévisionnel préétabli.

La période de sensibilisation

Au cours de la phase de sensibilisation, le consultant peut intervenir à tout moment. En fonction des spécificités de l'hôpital et des choix stratégiques, il accompagne la démarche de présentation lors de la sensibilisation institutionnelle.

Mais c'est sans doute au cours de la sensibilisation expérimentale, temps fort de la démarche, que le rôle du consultant apparaît véritablement dans toute sa dimension. Il faut, rappelons-le, sensibiliser tous les agents du service à l'aménagement du temps de travail et à la méthode.

Il s'agit d'une approche de terrain, d'une approche marketing. Il faut « vendre » l'expérience et transformer l'essai au regard de la préparation déjà effectuée par le cadre. Le fait d'être issu du milieu hospitalier est un avantage qu'il convient de ne pas négliger.

Le relevé des tâches

Au cours de la phase de relevé des tâches, le consultant aide le groupe de projet à définir la méthode d'analyse de la charge de travail. Il prend en charge les quelques rappels méthodologiques constituant les éléments préliminaires à l'opération. La méthode préconisée doit permettre d'établir un lien entre la répartition du temps de travail et les variations d'activités. Cela suppose d'évaluer la charge de travail globale de l'unité sélectionnée.

Le consultant est garant de la méthode et de l'exploitation possible des relevés dans les services.

Les réorganisations des tâches

Au cours de la phase de réorganisation des tâches et des horaires, le consultant accompagnera les agents de l'unité pour une éventuelle réorganisation des horaires et des charges de travail.

Les règles du jeu auront été préalablement définies par le groupe de projet. Les actions, avalisées par ce même groupe, devront permettre de « lancer » l'expérience sur les sites pilotes. Le consultant et les membres du groupe seront naturellement amenés à former les agents aux modalités pratiques de l'aménagement du temps de travail et à accompagner la mise en place des horaires aménagés. Le suivi sera assuré par le groupe de projet. Des indicateurs d'évaluation de l'action seront à mettre en place.

Lors de la mise en place initiale, et pour l'ensemble des phases décrites au regard de la méthodologie préconisée, l'expérience montre que la présence du consultant est nécessaire une trentaine de jours par an pour deux sites expérimentaux. Pour la simulation budgétaire, et indépendamment de l'ensemble des investissements liés au matériel et à la gestion des systèmes de présence, il conviendra de multiplier le nombre de jours simulés par le prix de journée du consultant afin d'obtenir le budget prévisionnel pour ce type d'action en matière de conseil et de formation. Lors des phases de généralisation, le budget est réduit de moitié et doit permettre d'assurer à la fois le suivi des sites fonctionnant en aménagement du temps de travail et l'implantation sur de nouveaux sites.

– Rencontre – mise au point Préparation du contexte avec la direction	1 j
– Formation/action	4 j (2 x 2 j)
– Réunion groupe de pilotage	1 j
– Préparation actions sensibilisation et formation	2 j
– Sensibilisation (2 sites expérimentaux)	4 j (2 x 2 j)
– Bilan groupe projet + préparation formation expérimentale	1 j
– Formation (2 sites expérimentaux)	4 j (2 x 2 j)
– Bilan groupe + préparation des actions suivantes	1 j
– Accompagnement de l'exploitation informatique de l'opération blanche	1 j
– Réunions du groupe accompagnant les relevés des tâches	1 j
– Séminaire d'exploitation informatique avec groupe de projet + préparation des règles du jeu	2 j
– Présentation des résultats informatiques sur les 2 sites expérimentaux	2 j (0,5 x 4)
– Lancement des réunions dans les services pour la définition des règles du jeu	2 j
– Aide à l'élaboration des solutions proposées à la direction générale par le groupe de projet et les agents	2 j
– Bilan action et suivi	2 j
TOTAL	30 jours

Ainsi, et on le voit dans la description de cette démarche, c'est la mise en scène et l'équilibre des contributions attendues par les uns et les autres qui conditionnent la réussite de l'aménagement du temps de travail au sein des unités. Le cadre et le consultant y jouent un rôle déterminant. Leur complémentarité permettra d'agir avec efficacité sur le terrain. L'expérience montre que les équipes sont prêtes à s'engager dans cette réflexion si les périodes de sensibilisation et de formation sont couronnées de succès. L'approche associative et humaniste doit se faire au détriment de l'approche technocratique.

C'est pourquoi il faut insister sur le fait que les compétences techniques et méthodologiques ne sont pas suffisantes en tant que telles. La réussite dépend du degré d'investissement et de l'engagement personnel des uns et des autres. Chacun doit être pleinement convaincu que l'aménagement du temps de travail est un outil de gestion indispensable à l'amélioration de la relation thérapeutique.

Conclusion

Douze clefs pour éviter les écueils

Toutes les réflexions liées à l'aménagement du temps de travail remettent nécessairement en cause les modes de fonctionnement de l'organisation pour améliorer l'efficacité et la qualité du service proposé aux usagers. C'est pourquoi ces démarches se fondent sur des enjeux stratégiques et politiques qu'il convient de définir au mieux et sur une approche *marketing* du service public hospitalier. Aujourd'hui, les difficultés et les risques sous-tendus par ces démarches sont bien identifiés. À partir des expériences décrites, certains écueils peuvent être évités. En guise de conclusion, les douze clefs qui suivent permettront à chacun de repérer les principaux éléments nécessaires à la réussite d'un tel projet selon la méthodologie envisagée tout au long de cet ouvrage.

La finalité

Toute démarche liée à l'aménagement du temps de travail doit militer pour une meilleure efficacité du service public au regard de la qualité des prestations offertes par l'hôpital. Ce souci d'amélioration des performances n'est pas incompatible avec le fait de vouloir améliorer les conditions de vie au travail des salariés. Quels que soient les objectifs visés en matière de *marketing* interne ou externe, les enjeux afférents à la démarche doivent être clairement définis par les responsables de l'établissement.

L'adaptation au contexte

Pour aboutir à un développement efficace, la démarche mise en place doit tenir compte des spécificités du monde hospitalier. Le projet doit être adapté au contexte local. Il faut donc en étudier les conditions de faisabilité avant de le mettre en œuvre. De la même façon, un repérage systématique des éléments dynamisants et des freins institutionnels permettra de créer les conditions d'un dialogue efficace et de baliser l'ensemble des préalables.

Le rôle des médecins

Le rôle des médecins est primordial. Ceux-ci doivent impérativement être associés au projet dès les premiers temps de l'opération. Le succès dépend bien souvent de l'engagement initial du chef de service. Ce soutien est indispensable au regard des changements que ne manque pas d'engendrer une telle démarche. C'est un militant actif qui doit rassembler et mobiliser les ressources nécessaires à la mise en œuvre du changement au sein du service. Il doit tout faire pour favoriser l'adaptation de son équipe à de nouvelles formes d'organisation.

La mobilisation des cadres

Le cadre infirmier supérieur et le cadre de l'unité sont les relais incontournables dans les services ou dans les unités. Ils doivent parfois, selon certaines circonstances et à certains moments, porter le projet à bout de bras et faire preuve de beaucoup d'énergie pour convaincre et dynamiser les équipes. Ils sont d'ailleurs, bien souvent, à l'origine de l'opération par l'intérêt qu'ils portent aux questions relatives à la gestion du temps de travail. Au-delà de leurs compétences techniques, ces projets mettent en œuvre leurs capacités managériales et leur aptitude à vaincre la résistance au changement. Il convient de mesurer leur engagement avant de lancer l'expérience. Faire preuve de laxisme à cet égard ou mobiliser un site avec un encadrement à moitié convaincu engendre nombre de difficultés.

Les moyens

Toute démarche de changement, liée à l'aménagement du temps de travail, nécessite la mise à disposition de moyens adéquats à toute forme d'innovation ou de recherche. Le financement des modules de formation, l'accompagnement du groupe de pilotage, les périodes de sensibilisation et de formation au sein des services, l'informatisation des relevés de charges, les documentations et les actions de communication liées à la mobilisation ou à l'information sont autant d'actions qu'il convient de budgétiser à l'avance afin d'en prévoir les contours et les limites.

La gestion du temps

Cette démarche est digne qu'on lui consacre du temps. Le fait d'articuler et de baliser les grandes étapes de l'action est un gage de réussite pour le groupe accompagnant le processus de changement. Un *rétro-planning* des événements doit être élaboré de façon dynamique afin que le temps consacré à la démarche soit adapté aux possibilités de mise en œuvre du changement dans les unités. Une démarche trop rapide ou volontairement plaquée dans un laps de temps précipité conduit à l'échec.

La méthodologie

Elle ne se suffit pas à elle-même, mais elle constitue un des éléments clés de la réussite. Les spécificités et la complexité des formes du travail à l'hôpital sont telles que tout processus de changement lié à la gestion du temps revêt un certain nombre d'aspects techniques incontournables. La méthode est donc indispensable parce qu'elle éclaire et parce qu'elle rassure. *A contrario*, tout excès méthodologique peut devenir rapidement indigeste et faire naître nombre de résistances tout à fait légitimes. La méthodologie utilisée doit être simple, accessible, transparente et évolutive. Elle doit favoriser les effets de proximité et les formes d'information, de communication et de concertation qui permettront l'expression directe et la participation des acteurs concernés par l'opération.

L'accompagnement de la démarche

Toutes les expériences relatives à l'aménagement du temps de travail dans les hôpitaux démontrent que l'accompagnement et le pilotage de la démarche sont des conditions indispensables quant à l'efficacité de la mise en œuvre et du suivi de celle-ci. Le consultant extérieur doit être légitime et crédible. Une attention particulière doit être portée à la constitution, à la formation et au fonctionnement du groupe de référence dont les éléments, à terme, deviendront les « experts » sur lesquels l'institution pourra s'appuyer pour engager une démarche de généralisation.

Une information et des communications de qualité

Le succès de l'expérience dépend, pour une grande part, de la qualité et de l'homogénéité de l'information dispensée sur le terrain. Les résultats doivent être communiqués tout au long de l'avancée du projet. Il ne faut pas négliger les aspects relatifs au plan de communication afin d'éviter les difficultés de contagion liées au processus de changement. C'est pourquoi, le groupe de pilotage doit être sensibilisé à ces questions dès le début du projet.

Autre point capital, toutes les actions de communication destinées à la promotion du projet à l'extérieur ne doivent pas être envisagées avant une période de probation et d'évaluation. Les démarches doivent faire preuve d'une relative consistance. Attention aux coquilles vides !

La formation

Elle est indispensable par la réflexion qu'elle engage et par les actions qu'elle génère tout au long de la démarche. Elle constitue bien souvent un excellent apprentissage au dialogue et à la participation. Elle permet d'assurer un suivi concret des opérations mises en œuvre.

Des actions concrètes

Pour assurer la crédibilité de la démarche et encourager les agents à la mise en œuvre du processus de changement, les réflexions engagées au sein des services en matière d'organisation doivent être concrétisées le plus rapidement possible sur le terrain. Il n'est pas nécessaire d'attendre les étapes de validation pour commencer à mettre en place les actions au sein des services qui peuvent, au-delà des questions afférentes à l'aménagement du temps de travail, améliorer le fonctionnement de ceux-ci.

Le contrôle de l'expression

Les phases d'expression sont des étapes indispensables à la mise en œuvre du changement et à la mobilisation des collaborateurs. Il convient de les négocier au mieux, afin de réguler et de contrôler la dynamique du projet en respectant l'ensemble des points de méthode dont nous avons parlé précédemment.

Même si les difficultés décrites ici ne sont pas exhaustives, ces quelques recommandations doivent permettre d'éviter bon nombre d'écueils. Au-delà de ces mises en garde, il faut naturellement tenir compte :

- des phénomènes de résistance au changement,
- des difficultés liées à la remise en cause des pratiques managériales,
- des aspects organisationnels,
- des « circonstances » et des imprévus qui viennent parfois parasiter le bon déroulement de la démarche.

Ainsi, et pour aboutir à un développement efficace de l'aménagement du temps de travail, les responsables en charge du projet devront :

- évaluer et identifier clairement les enjeux de celui-ci ;
- mettre en œuvre une démarche adaptée au contexte de leur établissement ;
- tenir compte des agents, les engager dans la réflexion et l'action par une sensibilisation et une formation adéquates ;
- disposer d'outils performants en matière de gestion, d'information et de communication ;
- prévoir des moyens de mesure des résultats.

Des opportunités à saisir et un état d'esprit à concrétiser

L'environnement économique et social offre un certain nombre d'opportunités qui militent pour le développement de l'aménagement du temps de travail à l'hôpital. Cependant, si les évolutions sont favorables, bon nombre d'essais restent à transformer avant qu'une politique de généralisation du temps de travail puisse se mettre en place.

Au-delà des aspects méthodologiques, que nous avons décrits tout au long de cet ouvrage, une expérience de ce type repose sur une conception du management associatif et sur une véritable démarche *marketing*.

Tous les acteurs hospitaliers, à plus ou moins long terme, seront concernés par une réflexion sur la gestion du temps de travail. Aujourd'hui, les résistances sont encore nombreuses. Mais l'hôpital de demain devra, d'une façon ou d'une autre, affirmer son ambition au regard du service à rendre, répondre et s'adapter aux besoins et aux exigences des consommateurs, être à l'écoute des agents qui expriment, bien souvent déjà, leur volonté de participer à l'élaboration de processus de changements mettant en jeu leurs connaissances, leurs compétences et leurs comportements.

On le voit, plus qu'une question de méthode, il s'agit d'un état d'esprit qu'il faut concrétiser pour :

- transformer le « taylorisme hospitalier » en *management* par potentiel et par richesse dans lequel chaque collaborateur devient personne ressource ;
- remplacer le productivisme par une approche *marketing* dans lequel l'usager est accueilli en consommateur privilégié ;
- atténuer les clivages institutionnels afin de mettre en œuvre un véritable partenariat qui crée les conditions de la motivation.

Bibliographie générale

J.-O. Arnaud et G. Barsaq, *La dynamisation des ressources humaines à l'hôpital,* ESF éditeur, 1989.

Articles parus :

• dans *Le Figaro* du lundi 30 août 1993 - D.L. : « La nouvelle organisation du travail. »

• dans *Libération* du jeudi 4 novembre 1993, ensemble d'articles sur l'aménagement du temps de travail,

• dans *Le Monde* (supplément *Initiatives*) du mercredi 8 septembre 1993 : « Le travail perd sa valeur ».

J.-B. Auby, « Le temps de travail au sein de l'hôpital public », *Revue de droit sanitaire* (III), 1985.

J.-P. Bastianelli, « Plaidoyer pour l'horaire variable, et l'application d'un système d'horaires variables au CHR de Saint-Etienne », *Gestions hospitalières*, 189, octobre 1979, p. 751-758.

M.-F. Blanckaert, A.-M. Bleuse, *Horaires de travail : Étude des interactions possibles sur la vie extra-professionnelle du personnel soignant d'un grand centre hospitalier* – XII e Journées nationales de médecine du travail, Lille, 26-29 mai 1982.

J. Bue, « Horaires et aménagements du temps de travail », dans le supplément aux *Cahiers Français* : *La flexibilité du travail*, 231, mai-juin 1987, La Documentation Française, 1987.

C. Cadiot, « Aspects ergonomiques du travail féminin en milieu hospitalier », *Archives des maladies professionnelles*, vol. 41, 5, 1980, p. 280-283.

CFDT Magazine, 103, mars 1986, p. 27, « Infirmière de nuit ce n'est pas tout rose ».

J. Chevrolle, *Étude physio-pathologique du travail de l'infirmière*, Société d'ergonomie de langue française, Bruxelles, Presses Universitaires, 1967, p. 118-121.

L. Cousteau, S. Vaisman, Cl. Vincent, « L'impossible Monsieur Consommateur » dans *Enjeux - Les Echos*, janvier 1993.

J.-B. de Foucault, L. Cosse, *La révolution du temps choisi*, Albin Michel, 1980.

Direction des Hôpitaux, mars 1988 : *L'audit des expériences d'aménagement du temps de travail du personnel non médical* réalisé par Bossard Consultants ; préface de F. Delafosse sur les grands principes liés à l'aménagement du temps de travail.

Direction des Hôpitaux, ministère des Affaires sociales et de la Solidarité nationale, 1986 : *De l'intérêt d'un service infirmier de compensation et de suppléance en vue d'adapter des moyens en personnel aux besoins des personnes soignées – Approche méthodologique* – n° 86-2 bis.

La Documentation Française, *Aménagement et réduction du temps de travail*, Rapport Commissariat général du Plan, 1985

J. Durgeat et L. Barouilhel, « Les horaires de travail en milieu hospitalier et leur retentissement sur la santé du personnel », *Archives des maladies professionnelles*, tome 39, 9, septembre 1978, p. 527-542.

ENSP, *Kronos à l'hôpital – Cinq hôpitaux nous communiquent leurs expériences d'aménagement du temps de travail* – film commandité par le groupe « Droit du travail hospitalier », Association des élèves et anciens élèves de l'École nationale de la santé publique.

M. Estryn-Behar, C. Gadbois, E. Vaichère, « Effets du travail de nuit en équipes fixes sur une population féminine, Résultats d'une enquête dans le secteur hospitalier », *Archives des maladies professionnelles*, tome 39, 9, septembre 1978, p. 531-534.

M. Estryn-Behar, F. Fonchain, « Les troubles du sommeil du personnel hospitalier effectuant un travail de nuit en continu », *Archives des maladies professionnelles*, vol. 47, 3, 1986, p.167-172.

Cl. Fontaine : « Évolution de la durée du travail en France », dans le supplément aux *Cahiers Français : La flexibilité du travail*, 231, mai-juin 1987, La Documentation Française, 1987.

C. Gadbois, « L'analyse des emprises réciproques de la vie de travail et de la vie hors travail », *Bulletin du CERP*, XXIII (2), 1975, p. 117-151.

C. Gadbois, « Les exigences du travail hospitalier de nuit comme facteurs de la charge de travail », *Travail Humain*, vol. 43, 1, 1980, p.18-31.

C. Gadbois, *Aides soignantes et infirmières de nuit : Conditions de travail et vie quotidienne,* Rapport réalisé pour la DGRST, ANACT, 1981.

Gestions Hospitalières, 244, mars 1985 – Actes de la journée d'information organisée par le CATRAL (Comité pour l'aménagement des temps de travail et de loisirs en région d'Ile-de-France) et IDEES (Institut pour le développement des études économiques et sociales) le 18 juin 1986 au Conseil régional d'Ile-de-France : *L'aménagement du temps de travail, une nouvelle réalité hospitalière,* publié par le CATRAL.

Gestions Hospitalières, 261/262, décembre 1986/janvier 1987. *L'innovation sociale à l'hôpital.* En particulier, les articles de : C. Girier, M. Bonnet, « L'aménagement du temps : les préalables du changement » et de M.-F. Bannier, E. Thénard, « L'expérience du centre de cure médicale de Saran ».

C. Girier-Desportes : « L'annualisation et la modulation du temps de travail », dans *Gestions Hospitalières*, 275, avril 1988.

F. Grangette, B. Kapp, J.-X. Trazzini, M. Benedicto et J.-O. Arnaud dans le n° 47 des *Cahiers de Gestions Hospitalières* : « Le temps choisi et les cercles de qualité à l'hôpital – Béziers : une expérience de formation action », *Gestions Hospitalières*, 244, mars 1985.

D. Héron, *Connaître et comprendre la politique d'aménagement du temps à l'Assistance publique* réalisé par des cadres soignants et non soignants. Guide de synthèse, AP-HP.

Janus, *Des rythmes de travail souples*, Chotard et associés, 1981.

D. Kergoat, *Les femmes et le travail à temps partiel*, Étude réalisée pour le ministre du Travail – La Documentation Française, 1984.

A. Lebaude, « La décote de "la valeur travail" » dans *Le Monde*, du mercredi 1er décembre 1993.

C. Leroy, « Une double révolution culturelle » dans *Le Monde* (supplément *Initiatives*) du mercredi 8 septembre 1993.

F. Lert, F. Clerc, *La santé du personnel soignant à l'hôpital. Synthèse de travaux scientifiques sur les principales pathologies*, ANACT, coll. « Points de repère », 1991.

Liaisons sociales, numéro spécial sur « La durée du travail » du 7 avril 1988, réalisé par le Cabinet J. Barthélémy et Associés.

P. Loubière sur l'expérience de Digital dans *Libération* du jeudi 4 novembre 1993.

M. Maurice, C. Monteil, *Vie quotidienne et horaires de travail. Enquête psycho-sociologique sur le travail en équipes successives*, ISST Université Paris I, 1965.

G. Mermet, *Francoscopie et Euroscopie*, Larousse (réactualisation annuelle).

D. Meurs, « L'aménagement du temps de travail : Évolution du cadre légal » dans le supplément aux *Cahiers Français : La flexibilité du travail*, 231, mai-juin 1987, La Documentation Française, 1987.

A. Michel, *Activité professionnelle de la femme et vie conjugale*, CNRS, 1974.

J. Noharet, « L'aménagement du temps de travail – la réponse de l'expérience », sous sa responsabilité et réalisé par *Entreprise & Personnel*, Institut d'études et de développement, 1986.

J. -M. Normand, « Régime sec pour les hôpitaux » dans *Le Monde* (supplément *L'économie*), du mardi 9 novembre 1993.

J. Paquiet, « Réflexion sur les horaires hospitaliers », *Archives des maladies professionnelles*, tome 39, 9, septembre 1978, p. 539-540.

M. Pépin, « L'aménagement du temps de travail », dans le supplément aux *Cahiers Français : La flexibilité du travail*, 231, mai-juin 1987, La Documentation Française, 1987.

M. Pépin, « L'aménagement du temps de travail » dans *Informations Hospitalières* (spécial n° 15), octobre-novembre 1987.

B. Perret et G. Roustang, *L'économie contre la société*, Le Seuil, 1993.

A. Pitrou, *Vie familiale et vie professionnelle : relations et interactions*, État des recherches sociologiques en France, Coll. « Études et Recherches », ANACT, 1979.

H. Poinsignon, *Changer le travail à l'hôpital - Analyser les situations de travail pour améliorer les conditions de travail*, ANACT, coll. « Points de repère », 1991.

A.-M. Rabiet, « La nuit des infirmières », *Les cahiers de l'AMIEC*, n° spécial 1980.

J. Ravel, *Le temps choisi*, Rapport au ministre du Plan – La Documentation Française, 1983.

G. Roustang, entretien sous le titre : « Chercher l'autoréalisation dans tous les domaines de la vie », propos recueillis par M.-B. Baudet dans *Le Monde* supplément *Initiatives* du mercredi 8 septembre 1993.

D. Sagehomme, *Personnel de santé : pour un travail meilleur – Guide d'analyse des conditions de travail en milieu hospitalier*, Institut pour l'amélioration des conditions de travail , IACT, Bruxelles, 1986.

J. Thomann, « Une expérience d'horaires variables dans un hôpital général », *Gestions hospitalières*, 259, octobre. 1986, p. 603-611.

D. Tonneau, *Les conditions de travail à l'hôpital, un enjeu vital,* ANACT, coll. « Points de repère », 1991.

A. Wisner, J. Carpentier, *L'aménagement des conditions de travail par équipes successives,* ANACT, 1987.

Annexes

Quelques exemples de questionnaires d’évaluation

Questionnaires cadres

		OUI	NON	OÙ? COMMENT? POURQUOI ?
1.	Depuis combien de temps fonctionnez-vous en aménagement du temps de travail ?			
2.	L'aménagement du temps de travail vous a-t-il libéré du temps ? et pour quels réinvestissements ?			

		OUI	NON	OÙ ? COMMENT ? POURQUOI ?
3.	L'aménagement a-t-il une incidence sur… ?			– la gestion des plannings ❐ – la qualité de négociation et d'organisation des congés annuels ❐ – la planification des récupéra tions ❐ – la répartition de la présence des agents ❐ Remarques :
4.	L'aménagement du temps de travail a-t-il une incidence sur les conditions de travail ? en termes : …			– d'adaptation au poste de travail ❐ – de mobilité et de polyvalence ❐ – de répartition des charges ❐ – de sécurité et de liberté ❐ – autres ❐ Précisez :

		OUI	NON	OÙ ? COMMENT ? POURQUOI ?
5.	L'aménagement du temps de travail est-il, selon vous, un critère de stabilité des équipes ?			Pourquoi ?
6.	Avez-vous constaté que l'aménagement du temps de travail renforce l'attractivité du service ?			Pourquoi ?
7.	Pensez-vous que l'organisation des services prestataires de l'unité de soins puisse contribuer au développement de l'aménagement du temps de travail ?			Pourquoi ?

COMPLÉMENTS	
1.	
2.	
3.	
4.	
5.	
6.	
7.	

NOTES DE SYNTHÈSE – REMARQUES

Questionnaire usagers

		OUI	NON	OÙ ? COMMENT ? POURQUOI ?
1	Avez-vous déjà été hospitalisé ?			
2.	Où ?			
3.	Avez-vous perçu des différences dans l'organisation de ce service ?			
4.	Lesquelles ?			
5.	L'organisation du travail vous paraît-elle adaptée à vos besoins ? en matière de…			– soins ❐ – examens ❐ – visites médecins ❐ – informations ❐ – autres ❐ Précisez :

		OUI	NON	OÙ ? COMMENT ? POURQUOI ?
6.	Êtes-vous satisfait par les rythmes de vie du service ? en matière de…			– réveil ❐ – petit-déjeuner ❐ – toilette ❐ – repas midi ❐ – repas soir ❐ – autres ❐ Précisez :
7.	Quel que soit le moment de la journée, la présence du personnel vous satisfait-elle ?			

COMPLÉMENTS	
1.	
2.	
3.	
4.	
5.	
6.	
7.	

NOTES DE SYNTHÈSE – REMARQUES

Questionnaire agents

		OUI	NON	OÙ ? COMMENT ? POURQUOI ?
1.	Quel type d'aménagement en matière d'horaire pratiquez-vous ?			
2.	Avez-vous la possibilité d'adapter les horaires aux pointes d'activité ?			
3.	Avez-vous la possibilité d'adapter les horaires aux aléas individuels ?			
4.	Ces horaires vous permettent-ils de dégager du temps pour des activités personnelles ?			

		OUI	NON	OÙ ? COMMENT ? POURQUOI ?
5.	Comment sont-élaborés les modules de base ? selon quelles règles ?			
6.	L'aménagement du temps a-t-il généré des changements au niveau du fonctionnement de l'équipe en termes… ?			– d'état d'esprit ❒ – communication ❒ – partage de responsa-bilités ❒ – motivation ❒ – changement des habitu-des ❒ – règles du jeu ❒ – d'organisation ❒ – autres ❒ Précisez :
7.	Conseilleriez-vous à un autre service de vivre une expérience d'aménagement du temps de travail ?			Pourquoi ?

COMPLÉMENTS	
1.	
2.	
3.	
4.	
5.	
6.	
7.	

NOTES DE SYNTHÈSE – REMARQUES	

CET OUVRAGE A ÉTÉ ACHEVÉ
D'IMPRIMER EN MARS 1996
SUR LES PRESSES DE L'IMPRIMERIE
DE L'INDÉPENDANT - CHÂTEAU-GONTIER
DÉPÔT LÉGAL : 1er TRIMESTRE 1996

N° D'ÉDITION 2337 ED 2137